MELANOMA
La alternativa natural

© Adolfo Pérez Agustí (2018-2023)

MELANOMA
La alternativa natural

ediciónesmasters@gmail.com

(Madrid) Spain

En España murieron de cáncer en 2017, 109.425
personas.
Respecto al total de diagnósticos fue de 247.771,
148.827 en varones y 98.944 en mujeres, y según las
previsiones uno de cada dos hombres y una de cada
tres mujeres tendrá un cáncer a lo largo de su vida.

En 2014 hubo un total de 106.039 fallecimientos por
cáncer (65.019 en hombres y 41.020 en mujeres),
siendo el del pulmón el que más muertes provoca.
Respecto al cáncer de piel, se declaran 600 muertes al
año, con un aumento del 38% anual.

A nivel mundial, el número de casos nuevos de cáncer
se prevé que aumente a cerca de 23,6 millones para
2030.

Estadísticamente, el cáncer de piel no parece
excesivamente preocupante con respecto a otros tipos
de cáncer, pero el aumento es exponencial y nadie es
capaz de explicar porqué ciertas células en el cuerpo
comienzan a crecer en forma descontrolada. Quizá
intentan sobrevivir mutando, o quizá han entrado en
estado de locura o estrés, o posiblemente ya no se
consideran parte de ese organismo.

Capítulo 1

LA PIEL

Capas: La epidermis, la dermis y la hipodermis.

Epidermis

Esta capa superior de la piel es muy delgada, con un espesor promedio de sólo alrededor de 1/100 de pulgada. Su misión es proteger las capas más profundas de la piel y los órganos del cuerpo contra el medio ambiente.

Los principales tipos de células en la epidermis incluyen:

Células escamosas: son células planas en la parte externa de la epidermis que se desprenden constantemente a medida que las nuevas células se forman.

Células basales: están en la parte inferior de la epidermis y se dividen constantemente para reemplazar las células escamosas que se desprenden de la superficie de la piel. A medida que estas células se desplazan hacia la epidermis se vuelven más planas, y con el tiempo se convierten en células escamosas.

Melanocitos: estas son las células que se pueden convertir en melanoma. Producen el pigmento marrón llamado melanina, lo que hace que la piel tenga un color moreno o bronceado para proteger las capas más profundas de la piel contra algunos efectos nocivos del sol. En la mayoría de las personas, cuando la piel se expone al sol, los melanocitos producen más pigmento, causando que la piel se torne bronceada o más oscura.

Aunque la epidermis está separada de las capas más profundas de la piel por la membrana basal, cuando un cáncer de piel avanza, por lo general atraviesa esta barrera y las capas más profundas.

Dermis

Esta capa media de la piel es más gruesa que la epidermis. Contiene folículos pilosos, glándulas sudoríparas, vasos sanguíneos y nervios que se mantienen en su sitio gracias al colágeno, el cual imparte elasticidad y fuerza a la piel.

Hipodermis

Es la capa más profunda de la piel y la parte inferior de la dermis, formando una red de colágeno y células adiposas. La hipodermis ayuda al cuerpo a conservar el calor y posee un efecto de amortiguación de choque que ayuda a proteger a los órganos del cuerpo para que no se lesionen.

Capítulo 2

ALTERACIONES EN LA PIEL

Tumores benignos de la piel

Muchos tipos de tumores benignos (no cancerosos) se pueden originar de los diferentes tipos de células de la piel.

Tumores benignos que se originan en los melanocitos:

Un lunar (nevo) es un tumor benigno de la piel que se origina a partir de los melanocitos y aunque la mayoría de las personas tienen lunares, casi todos no son perjudiciales, aunque tener algunos tipos puede aumentar el riesgo de melanoma.

Un tipo de lunar que a veces se parece al melanoma se llama nevoSpitz. Este lunar es más común en niños y adolescentes, aunque a veces se presenta en adultos. Por lo general, estos tumores son benignos y no se propagan. Sin embargo, algunas veces los médicos tienen problemas para distinguir entre un "nevoSpitz" y los melanomas verdaderos, aun cuando los observan con un microscopio. Por lo tanto, a menudo estos lunares se extirpan como medida de seguridad.

Denominado frecuentemente como nevo de Pomerania, esta mancha de color entre marrón a rosado y con forma de cúpula, frecuentemente se desarrolla en la cabeza, el cuello o los brazos y está presente en la infancia. Los nevus de Spitz pueden parecerse a los melanomas y por ese motivo, a veces se les conoce como melanoma juvenil benigno o nevus de células fusiformes y epitelioides. Pueden causar preocupación inicial, pero son benignos. Por esa razón, estas lesiones se eliminan a menudo quirúrgicamente, sobre todo, para evitar confusión con el melanoma maligno.

Otros tumores benignos

> Queratosis seborreicas: manchas con relieve, de color marrón, café o negro con una textura "cerosa".

> Hemangiomas: crecimientos benignos de los vasos sanguíneos, a menudo llamados manchas de fresa.

> Lipomas: crecimientos blandos compuestos de células adiposas.

> Verrugas: crecimientos de superficie áspera causados por algunos tipos del virus del papiloma humano (VPH).

La mayoría de estos tumores rara vez, si acaso, se vuelven cáncer. Existes muchas otras clases de tumores benignos de la piel, aunque la mayoría no son muy comunes.

Otros tipos de cáncer de piel

Los cánceres de piel que no son de tipo melanoma se desarrollan a partir de las células de la piel que no son melanocitos. Éstos suelen comportarse de una manera muy diferente a los melanomas y a menudo son tratados con métodos diferentes.

Cáncer de piel de células basales y cáncer de piel de células escamosas.

La mayoría de los cánceres de piel no melanomas son cánceres de células basales o cánceres de células escamosas, siendo por un gran margen los cánceres más comunes de piel, y evidentemente más comunes que cualquier otra forma de cáncer. Debido a que muy raras veces este cáncer se propaga (hace metástasis) a otras partes del cuerpo, son usualmente de menos preocupación y se tratan de forma diferente que el melanoma.

Cánceres de piel menos comunes

Carcinoma de células de Merkel

Sarcoma de Kaposi

Linfoma cutáneo

Los tumores de los anexos de la piel (tumores que se originan en los folículos pilosos o en las glándulas de la piel).

En conjunto, estos tipos representan menos del 1% de todos los casos de cáncer de piel.

Estadificación del cáncer

La estadificación del cáncer varía desde la etapa 0 hasta la etapa 4. La etapa del cáncer depende de factores tales como si el cáncer está localizado o si, y hasta qué punto se ha diseminado y el tamaño del tumor. Por ejemplo, en la etapa 0, el cáncer todavía está confinado al tumor mismo (conocido como carcinoma in situ). Cada etapa más allá de esto indica un aumento en el tamaño y en qué medida el cáncer se ha diseminado a otras áreas del cuerpo. En la etapa 4, el cáncer se diseminó o metastatizó a gran parte del cuerpo y es muy difícil de tratar. No hay más etapas más allá de la etapa 4.

Con el cáncer de piel, también existen diferentes factores para la estadificación según si el cáncer aparece en el párpado o en otras áreas y si el cáncer no es un melanoma (BCC o SCC) o no.

Capítulo 3

¿Y el melanoma?

El melanoma es un cáncer que se origina en cierto tipo de células en la piel y para entenderlo, resulta útil conocer sobre la estructura normal y la función de la piel.

La piel normal

La piel es el órgano más grande del cuerpo y posee muchas funciones diferentes, tal como:

> Recubre los órganos internos y ayuda a protegerlos de lesiones.

> Sirve de barrera a los gérmenes, como las bacterias.

> Evita la pérdida excesiva de agua y de otros líquidos.

> Ayuda a controlar la temperatura corporal.

> Protege el resto del cuerpo de los rayos ultravioleta (UV).

> Ayuda al cuerpo a producir vitamina D.

Melanoma

El melanoma es un cáncer que se origina en los melanocitos y puede ser melanoma maligno y melanoma cutáneo. La mayoría de las células del melanoma continúan produciendo melanina, de modo que los tumores tipo melanoma usualmente son de color café o negro. Sin embargo, algunos melanomas no producen melanina y pueden verse de color rosado, café o incluso blanco.

Los melanomas se pueden originar en cualquier parte de la piel, pero son más propensos a comenzar en el tronco (pecho y espalda) de los hombres y en las piernas de las mujeres. El cuello y el rostro son otros sitios comunes.

Tener una piel con pigmentación oscura disminuye el riesgo de melanoma en estos lugares más comunes, aunque cualquier persona puede desarrollar este tipo de cáncer en las palmas de las manos, las plantas de los pies y debajo de las uñas. Los melanomas en estas áreas representan más de la mitad de todos los melanomas en los estadounidenses de raza negra, pero menos de 1 en 10 melanomas en los de raza blanca.

También los melanomas pueden formarse en otras partes del cuerpo como los ojos, la boca, los genitales y el área anal, pero son mucho menos comunes que los melanomas de la piel.

El melanoma es mucho menos común que el cáncer de piel de células basales o de células escamosas, pero es mucho más peligroso. Al igual que estos, es casi siempre curable en sus etapas iniciales. Sin embargo, tiene muchas más probabilidades de propagarse a otras partes del cuerpo, si no se detecta temprano, en comparación con el cáncer de células basales o escamosas.

Con el tiempo está siendo el cáncer de piel más común, y la forma más peligrosa. Según la Skin Cancer Foundation, "estos crecimientos cancerosos se desarrollan cuando el daño irreparable del ADN en las células de la piel, desencadena mutaciones que hacen que las células de la piel se multipliquen rápidamente y formen tumores malignos".

Los síntomas del melanoma son protuberancias o parches que se parecen a los lunares y generalmente son de color negro o marrón, aunque también pueden ser azules, rosas, rojos, blancos o incluso de color de piel. Si es reconocido y tratado temprano, puede ser curable. Si no, puede avanzar y hacer metástasis a otras áreas del cuerpo, lo que hace que sea más difícil de tratar y potencialmente fatal.

Capítulo 4

CAUSAS

El cáncer no es una enfermedad misteriosa que de repente ataca a un organismo sano, algo contra lo que nada se puede hacer para que no se manifieste. Tiene causas definidas que se pueden corregir si tenemos suficiente tiempo, y tomamos medidas para cambiar el entorno interno negativo a uno que esté sano. Es importante crear un entorno que ataque las células cancerígenas y los tumores explotando sus debilidades.

Los tumores de cáncer comienzan cuando se crean más células cancerosas en un sistema inmune agotado.

Por lo que ahora sabemos, la exposición constante a decenas de miles de productos químicos artificiales desde el nacimiento, agua clorada y pastas dentales fluoradas, radiación electromagnética, pesticidas y otras toxinas, conduce a la creación de demasiados radicales libres y un número excesivo de células cancerosas.

Todo esto, con ser mucho, no sería suficiente para elevar los niveles de cáncer, pero combinado con un sistema inmunológico debilitado por una dieta de alimentos refinados y procesados, alimentos cárnicos, cosechas en terrenos con agotamiento de minerales, así como unos sentimientos desacertados, provocan un sistema inmune precario que, en algún momento, ya no es capaz de controlar el cáncer y comienza a crecer en el cuerpo.

La investigación muestra que el sistema inmune necesita 6 1/2 horas de sueño en oscuridad total para recargarse completamente, aunque hay otros investigadores que siguen hablando de las 8 horas habituales.

Las causas subyacentes del cáncer

Es bueno escuchar a personas que han padecido cáncer, pues no es igual padecerlo que tratarlo médicamente. El componente emocional es intenso en los enfermos y condiciona los resultados y aunque el médico trata de leer el cuerpo, no puede llegar al sentimiento.

"A finales de junio de 2011, mi madre, una persona activa de 73 años, fue diagnosticada con cáncer de colon en estadio IV. El médico nos dijo que tenía un tumor del tamaño de un melón en el intestino, un tumor de tamaño de pomelo en el hígado y un tumor tamaño naranja en el páncreas. Para desalentar aún más a la paciente, le dijo que el tumor en el intestino estaba obstruyendo el paso de los alimentos, pero no querían eliminarlo porque antes de hacer una cirugía mayor debían comenzar la quimioterapia. Finalmente, le hicieron una intervención quirúrgica, una colostomía, y le dijeron que la supervivencia media para el cáncer de colon en estadio IV es de dos años".

"Ahora les contaré el resto de la historia. Bueno, mirando por Internet, algo que los médicos odian que hagamos, encontré un elixir natural que trata de mejorar el sistema orgánico y evitar que aumente la producción de ácido láctico.

Bien, mi padre se lo ha dado a mi madre religiosamente como se lo indicaron, 8 tragos por la mañana sostenidos debajo de su lengua durante un minuto antes de tragarlo, y otra toma a las 7 de la tarde de la misma manera.

Yo era muy escéptica al principio, pero pensé, bueno, ¿qué importa, mamá tiene cáncer en etapa final, qué tiene que perder? Nada le dije al oncólogo sobre este producto y otros que también tomaba, pues sabía que no me apoyaría. Si había curación, tenía que ser él quien lo lograra, no un producto natural comprado en un herbolario. Además, tenía miedo de que el médico se negara a tratar a mamá, o intentara convencerla de que no lo tome, simplemente no lo sé. No es que estuviera buscando una alternativa a la quimioterapia porque sabía que debía tomarla, pero también sabía (por la muerte de amigos) que la quimioterapia a veces no es suficiente.

Según el médico de mamá, una serie de 12 tratamientos de quimioterapia es el protocolo mínimo para un paciente cuyo cáncer de colon ha sido extirpado quirúrgicamente. Ahora el médico parece sorprendido por la respuesta rápida de mi madre. Después de la 5ª quimioterapia, su PET no mostró actividad de células cancerosas en los tres sitios tumorales y su análisis de sangre para CEA pasó de 126 a 2.3.

En lo que a nosotros respecta, está funcionando. Obviamente NO la lastimó ni interfirió con las drogas de quimioterapia. Ahora tiene tres de los 12 tratamientos de quimioterapia restantes y continúa complementando con los productos naturales. Su respuesta ha sido tan buena que la programan para una cirugía después de Navidad para revertir la colostomía y eliminar la masa obstructiva (ahora solo tejido cicatricial) de su intestino".

Comentario:

Para muchos médicos, lo importante es ser sinceros, no albergar "falsas esperanzas", pero la falta de esperanza agudiza el mal. También, y esto es lo más grave, intentan hacer creer al enfermo que si ellos no pueden curar, nadie ni nada podrá hacerlo, que lo demás son seudociencias sin fundamento. Si el enfermo se muere es porque tenía que morirse, no por su impericia. Y así, a esperar al siguiente desahuciado. Pero si se cura por otros medios lo justifican como efecto placebo, así su prestigio queda a salvo.

Otro caso:

"Hace 8 meses a mi novio, Pete, le dieron unos meses de vida, el melanoma se estaba extendiendo rápidamente por su cuerpo y se le dijo que se había establecido en los ganglios linfáticos y el hígado. Por eso querían quitarle los ganglios linfáticos y cortar una sección de su hígado, y luego volver a someterlo a la quimioterapia. Encontré un sitio web sobre terapias alternativas, imprimí toda la información sobre el cáncer y se lo presenté a Pete. Acordó seguir los consejos y rechazó el tratamiento convencional, a fin de cuentas no era nada alentador. Con esto no estoy aconsejando que se rechacen los tratamientos convencionales. Así que comenzó a tomar suplementos para desintoxicar, limpiar, oxigenar, alcalinizar y apoyar el sistema inmunológico. También hizo cambios en la dieta y en la mentalidad. 8 meses después, está libre de cáncer, como se indicó en el reciente examen PET. Tiene mucha energía, ya no duerme la mitad del día y espera vivir en lugar de prepararse para morir. Mi consejo es que cada cual haga lo que quiera en su vida, sin presiones de unos u otros".

Comentario:

Entendemos la buena intención de los médicos y la apoyamos pero ¿hay algún problema en cambiar la dieta, hacer meditación, reiki y en tomar suplementos naturales que mejoren el sistema inmune? ¿Hay algún mal en intentar que el pH sea alcalino, en ayudar al hígado a desintoxicar, en favorecer las funciones de eliminación renal e intestinal?

El azúcar

Debido al estrés y la sobrecarga de toxinas, el sistema inmune, debilitado por antibióticos, corticoides y vacunas, no funciona bien y el cuerpo no es capaz de destruir la cantidad excesiva de células cancerosas que se desarrollan. Algunas, tarde o temprano, sobrevivirán y se multiplicarán. Por supuesto, nuestras dietas cargadas de azúcar y carbohidratos refinados no ayudan. Los carbohidratos refinados se digieren tan rápido que actúan como el azúcar y las células cancerosas aman el azúcar. Es lo único que necesitan para sobrevivir, eso y un entorno ácido, algo que consiguen mediante el consumo de carne y azúcar blanco. Tienen alrededor de 15 veces más células receptoras para capturar azúcar que las células sanas.

Superar el cáncer es un proceso para revertir las condiciones que permitieron que se desarrollara. No es necesario conocer las causas exactas, aunque ciertamente cuanto más variados sean los enfoques adoptados para corregir esas condiciones, es más probable que se pueda tratar cada caso individualmente. Comenzar a llevar una vida saludable de cuerpo y mente, es imprescindible. Quizá pueda ser algo tarde, pero nadie sabe dónde está ese punto de corte, y algunas personas a las que les han dado solo unos pocos días de vida han superado y vencido el cáncer cuando aplicaron estas estrategias.

El sistema inmune

Sin embargo, no siempre es así. Si hay tumores en el cerebro, cerca de la columna vertebral, cerca de los nervios o arterias, en los huesos o en cualquier lugar donde un tumor inflamado y agrandado pueda causar problemas, como en el cuello o la garganta, es por eso que son necesarios los antiinflamatorios. El sistema inmune se deshace de las células cancerosas muertas mediante un proceso inflamatorio y el tumor puede hincharse, causando dolor o disfunción o ambos.

Otro problema es que no se debe eliminar el cáncer rápidamente cuando el enfermo está en muy mal estado. Su hígado y el sistema inmune no podrían manejar la gran cantidad de células cancerosas muertas. Lo primero, restablecer la energía global del organismo, luego, atacar el tumor. En este caso, hay que considerar la gran diversidad de productos naturales que existen para sostener el cuerpo durante varios meses, hasta que sea los suficientemente fuerte como para golpear el cáncer con fuerza.

No obstante, la experiencia nos dice que la gente se cansa de usar estos productos. Les cuestan dinero y prefieren mantener sus ahorros en el banco. Pero el cuerpo está trabajando duro para manejar todas las células cancerosas muertas y estos productos son muy útiles para que el cuerpo pueda seguir adelante con las funciones vitales, respiración, circulación, cerebral… No se olvide ellas, pues son más importantes que el propio cáncer.

Cada vez que hay tumores en los pulmones, algunas de las células cancerosas muertas y los líquidos asociados intentan colaborar para deshacerse de ellos. Hay quimioterápicos que provocan una fuerte tos y acidosis respiratoria, y eso es más grave que el tumor. Aunque los medicamentos pueden ser eficaces para matar el cáncer rápidamente, en este caso los problemas respiratorios pueden causar la muerte. Así que, lo primero, la acidosis respiratoria y la tos. Hay quien asegura que el jugo de la papaya sirve para estos problemas.

Las células cancerosas siempre se están creando en el cuerpo, pues su objetivo único es sobrevivir y para ello migran, hibernan y se multiplican. Es un proceso continuo. Sin embargo, hay partes del sistema inmunológico que están diseñadas para buscar y destruir las células cancerosas. El problema, es que hay medicamentos que dañan el sistema inmune.

El cáncer ha existido tanto como la humanidad, pero solo en la segunda mitad del siglo XX estalló la cantidad de casos de cáncer, o quizá es que antes no se diagnosticaba con tanta precisión. Dicen que ahora contribuyen a esta explosión las cantidades excesivas de toxinas y contaminantes a los que estamos expuestos, estilos de vida de alto estrés que destruyen el sistema inmune, alimentos basura de baja calidad llenos de pesticidas, irradiados y ahora modificados genéticamente, patógenos, estrés electromagnético, luces y todo lo que no estaba aquí hace 200 años. Bien, pero antes la vida tampoco era saludable, pues había miseria, hambre, guerras, alimentos y agua contaminada y poco conocimiento del cuerpo humano. La psicología y su conocimiento de la mente humana, no existía. Así que nuestros ancestros lo pasaban peor que nosotros, mucho peor.

Hay muchas cosas que debilitan el sistema inmune y altera el entorno interno del cuerpo a un entorno que promueve el crecimiento del cáncer. Los medicamentos y los antibióticos, así como las vacunas, aunque necesarios en ocasiones, pueden ocasionarnos multitud de enfermedades iatrogénicas.

Camas de bronceado y melanoma

El Dr. George Hollenberg, MD, patólogo del área de Nueva York y fundador de Acupath Laboratories dice: "Los jóvenes estadounidenses están frecuentando salones de bronceado a la velocidad de 1 millón de visitas por día. Los investigadores han confirmado que los resultados a largo plazo son cualquier cosa menos algo seguro. Un estudio publicado en la edición de marzo de 2007 del International Journal of Cancer, encontró que el uso de la cama bronceadora antes de los 35 años aumenta el riesgo de desarrollar melanoma, la forma más letal de cáncer de piel, hasta en un 75 por ciento."

Vitamina D

Mientras que las primeras quemaduras de sol parecen correlacionarse con un mayor riesgo, ¿hay evidencia de que la deficiencia de vitamina D es un factor posterior? ¿Podría ser que estén usando protectores solares que bloquean la producción de vitamina D en más del 95%, incluso más bajos, y han aumentado inconscientemente la incidencia y recurrencia del melanoma?

Respuesta

Me preocupa que las personas con riesgo tengan la impresión de que idealmente deberían evitar el sol por completo. El melanoma ha ido en aumento, incluso cuando el uso recomendado del protector solar también ha ido en aumento. Quizá deberíamos pensar más en los propios protectores solares, no por el bloqueo que hacen de los rayos UVA, sino en su propia composición.

Medicamentos perjudiciales

Estatinas

Aunque se pensó que existía una asociación entre el uso de estatinas reductoras de colesterol y fibratos y un riesgo reducido de melanoma, un metanálisis de ensayos de tales fármacos no confirma esta aparente conexión, aunque tampoco la desmiente. Quizá se debe a que impiden la síntesis de la vitamina D, la conversión a colecalciferol.

Viagra, Levitra, Cialis

Este caso involucra a demandantes que usan inhibidores de PDE-5 como Viagra y Cialis que desarrollaron melanoma o que causa que el melanoma se propague mucho más agresivamente de lo normal. Esto se debe a que la regulación negativa de PDE5A conduce a un aumento de cGMP, que estimula el aumento de la contractilidad e induce la invasión y el aumento en la colonización de los pulmones a corto y largo plazo por las células de melanoma.

Capítulo 5

SÍNTOMAS Y DIAGNOSTICO

Hay 4 tipos principales de melanoma:

El melanoma de extensión superficial es el tipo más común. Por lo general, es plano e irregular en forma y color, con diferentes tonos de negro y marrón. Puede ocurrir a cualquier edad o sitio y es más común en caucásicos.

El melanoma nodular por lo general comienza como un área elevada que es de color negro negruzco azul o rojo azulado, aunque algunos carecen de color.

El melanoma lentigo maligno generalmente ocurre en los ancianos y es más común en la piel dañada por el sol en la cara, el cuello y los brazos. Las áreas anormales de la piel suelen ser grandes, planas y bronceadas con áreas entremezcladas de color marrón.

El melanoma lentiginoso acral es la forma menos común de melanoma. Por lo general, ocurre en las palmas, las plantas o debajo de las uñas y es más común en los afroamericanos.

A menudo, el primer signo de melanoma es un cambio en el tamaño, forma, color o sensación de un lunar existente, la mayoría con un área negra o azul negra. El melanoma también puede aparecer como una mole nueva, negra, anormal o "fea", incluso desarrollarse un melanoma ocular. El melanoma es mucho más mortal cuando aparece en el cuero cabelludo o el cuello que en algún otro lugar del cuerpo.

Chequeo en el brazo

Contar la cantidad de lunares en el brazo derecho puede ser una manera rápida de determinar el riesgo de melanoma. Investigadores británicos han descubierto que el número puede predecir su conteo total de moles, las pequeñas manchas que aparecen en las primeras décadas de vida. Específicamente, dicen, más de 11 moles en el brazo derecho significa que puede tener 100 moles en todo su cuerpo. Y los expertos han estado de acuerdo durante mucho tiempo en que cuanto mayor sea el recuento total de moles, mayor será el riesgo de cáncer de piel mortal. No obstante, no se asuste si la cantidad es muy alta, y deje que sea el experto quién los analice.

Los Servicios Preventivos de los EE. UU. no recomiendan el cribado de melanoma basado en la población. Un enfoque de detección selectiva, estratificado por el riesgo, sería en hombres blancos mayores de 50 años que representan el 50% de todas las muertes por melanoma en los Estados Unidos. Por lo tanto, este es un grupo donde es más probable que el cribado de melanoma produzca un beneficio demostrable significativo con el menor daño potencial posible.

Diagnóstico de melanoma a partir de muestras de cabello

La medición de la cantidad de melanina en una muestra de cabello de forma independiente predice el riesgo de un individuo para el melanoma. La melanina es una sustancia natural que da color al cabello, la piel y el iris del ojo, y también protege la piel de los dañinos rayos del sol. La determinación de la cantidad de melanina como una indicación del tipo de piel de un individuo, podría usarse para advertir a los pacientes sobre la frecuencia con que deben realizarse exámenes de detección del cáncer de piel y también para proporcionar asesoramiento individualizado al paciente.

Las concentraciones de melanina en el cabello se pueden medir de varias maneras. La medición de los niveles de ácido 2,3,5-pirrolletricarboxílico (ACTP), que se forma después de la oxidación del pigmento eumelanina, proporciona los mejores resultados. Los sujetos con una concentración de ACTP por debajo de 85 ng / mg tienen más de cuatro veces el riesgo de desarrollar melanoma, según la American Journal of Epidemiology.

Melanoma y enfermedad de Parkinson relacionados

Una historia familiar de melanoma parece estar ligada a una susceptibilidad genética para desarrollar la enfermedad de Parkinson.

Examen de la piel: el médico o la enfermera examina la piel para detectar cualquier bulto o mancha inusual, prestando especial atención a cualquier anomalía en el color, la forma, el tamaño o la textura.

Biopsia de la piel: se extirpa todo o una pequeña parte de un crecimiento y se examinan los signos de cáncer con un microscopio. Hay cuatro tipos de biopsia de piel:

Biopsia por raspado: se rasura un poco del crecimiento con una cuchilla de afeitar estéril.

Biopsia por punción: un punzón, o trépano, que se utiliza para perforar una parte circular del crecimiento anormal.

Biopsia por incisión: se elimina parte del crecimiento.

Biopsia excisional: todo el crecimiento se elimina.

Además de los cambios en la piel descritos anteriormente, hay cinco síntomas clave llamados "ABCDEs que pueden ayudar a reconocer el cáncer de piel temprano. Los médicos recomiendan realizar chequeos regulares de la cabeza a los pies, mientras se vigilan estos cinco ABCDEs de los tumores de la piel:

A (Asimetría): si se traza una línea imaginaria a través del centro del lunar o lesión en su piel y las dos mitades no son simétricas, esto puede ser un signo de que es maligna.

B (Borde): los lunares no malignos generalmente tienen un borde liso y regular. El borde de un melanoma temprano generalmente será irregular o desigual.

C (Color): Los melanomas son conocidos por ser de una variedad de colores, particularmente tonos de negro, marrón y marrón claro. También pueden ser azules, rojos y otros colores. Un lunar o crecimiento no maligno suele ser de un solo color.

D (Diámetro): como regla general, los cánceres de piel no malignos son más pequeños que un cuarto de pulgada de diámetro. Los melanomas suelen tener un diámetro mayor, por lo que hay que vigilar los lunares mayores.

E (En evolución): si nota posibles síntomas de cáncer de piel, como cambios en el color, la elevación, el tamaño o la forma de un lunar, y si aparecen nuevos síntomas (sangrado, formación de costras, picazón, etc.), consulte a su médico, ya que podría ser peligroso.

No obstante, no todos los cánceres se ajustan al perfil de ABCDE, siendo importante tomar nota de las nuevas manchas o crecimientos de la piel y consultar con el médico acerca de lunares, pecas o manchas que parezcan inusuales.

Signos y síntomas

Algunos otros síntomas de cáncer de piel a observar pueden incluir los siguientes síntomas:

Los parches pigmentados o aquellos que crecen más allá de su borde, son rojos, se hinchan o no sanan.

Sensibilidad, picazón, dolor o sensibilidad en un bulto o lunar.

Un lunar que cambia de forma, se vuelve escamoso o sangra.

Cualquier lunar, llaga, protuberancia, imperfección, marca o cambio inusual en el aspecto o la sensación de un área de la piel, podría ser una señal de melanoma u otro tipo de cáncer de piel, o una advertencia de que puede producirse.

Lunares normales

Por lo general, un lunar normal es una mancha de color uniforme café, canela o negro en la piel. Puede ser plano o prominente, redondo u ovalado. Generalmente, los lunares miden menos de 6 milímetros de ancho. Algunos pueden estar presentes al momento de nacer, pero la mayoría aparece durante la infancia o la juventud.

Una vez que se ha originado un lunar, por lo general conservará el mismo tamaño, forma y color durante muchos años. Eventualmente, algunos lunares pueden desaparecer.

La mayoría de las personas tienen lunares, y casi todos son inofensivos. Sin embargo, es importante reconocer los cambios en un lunar (como su tamaño, forma o color), lo cual puede que sugiera que un melanoma se esté desarrollando.

La señal más importante para el melanoma es algún lunar nuevo en la piel o uno existente que haya cambiado en tamaño, forma o color. Otra señal importante es algún lunar que luzca distinto a los otros en su piel (conocido como el signo del patito feo). Si presenta cualquiera de estas señales, hay que acudir al médico para una revisión de la piel.

Algunas veces resulta difícil distinguir la diferencia entre un melanoma y un lunar ordinario, incluso para los médicos.

Chequeo personal

De un modo genérico, deberá poner atención a:

Zonas que han sido expuestas a mucha luz solar, tal como el cuello, la cabeza, los brazos, aunque se pueden presentar en cualquier parte del cuerpo. Preste atención a nuevos crecimientos, manchas, protuberancias, al igual que manchas o llagas que no se curan después de varias semanas. Algunas veces, los cortes al afeitarse que no sanan en varios días, resultan ser cánceres de piel que a menudo sangran con facilidad.

Aspecto

Áreas planas, firmes, pálidas o amarillas, similares a una cicatriz.

Manchas rojizas elevadas que podrían causar comezón.

Protuberancias enrojecidas o rosadas, translúcidas, brillosas y nacaradas que pueden tener áreas de color azul, marrón o negro.

Crecimientos de color rosa con bordes elevados y un área inferior en su centro, que podría tener vasos sanguíneos anormales esparcidos.

Llagas abiertas (que puede tener supuración o áreas costrosas) que no se curan, o que se curan y luego regresan.

Crecimientos similares a verrugas

Especialmente importantes son:

Una llaga que no cicatriza.

Propagación del pigmento del borde de una mancha hasta la piel circundante.

Enrojecimiento o una nueva hinchazón más allá del borde del lunar.

Cambio en la sensación (tal como comezón, sensibilidad o dolor).

Cambio en la superficie de un lunar (descamación, exudación, sangrado, o la apariencia de una protuberancia o bulto).

Detalle

Lunares

Un lunar (también conocido como nevus o nevo) es un tumor pigmentado benigno (no canceroso). Por lo general, los lunares no están presentes en los bebés al momento de nacer, sino que empiezan a aparecer en la infancia y cuando las personas llegan a ser adultos jóvenes. La mayoría de los lunares nunca causará ningún problema, aunque una persona que tiene muchos lunares es más propensa a padecer melanoma.

Lunares atípicos (nevos displásicos):

Estos lunares se parecen ligeramente a los lunares normales, pero también tienen algunas características del melanoma. Éstos suelen ser más grandes que otros lunares, y presentan una forma o color anormal Los lunares pueden aparecer en la piel expuesta a la luz solar, así como en la piel que por lo general está cubierta, tal como en los glúteos o el cuero cabelludo.

Con frecuencia, los nevos displásicos son hereditarios. Un pequeño número de lunares displásicos puede convertirse en melanomas. Sin embargo, la mayoría de los lunares displásicos nunca se vuelven cancerosos, y muchos melanomas parecen originarse sin un lunar displásico pre-existente.

Las personas con esta afección hereditaria tienen muchos nevos displásicos y al menos un pariente cercano que ha tenido melanoma.

Nevos melanocíticos congénitos:

Los lunares que están presentes en el momento de nacer se llaman nevos melanocíticos congénitos. El riesgo de que un melanoma se desarrolle en nevos melanocíticos congénitos en el transcurso de la vida se estima en alrededor de 0 a 10%, dependiendo del tamaño del nevo. Las personas con nevos congénitos muy grandes tienen un mayor riesgo, mientras que este riesgo es menor para las que tienen nevos pequeños. Por ejemplo, el riesgo de melanoma en nevos congénitos más pequeños que la palma de su mano es muy bajo, mientras que los que cubren porciones más grandes de la espalda y los glúteos ("nevo en calzón de baño") tienen riesgos significativamente más elevados.

Los nevos congénitos a veces son extirpados quirúrgicamente para que no tengan la oportunidad de convertirse en cáncer. La recomendación del médico de extirpar o no un nevo congénito depende de varios factores que incluyen tamaño, ubicación y color del nevo. Muchos médicos recomiendan que los nevos congénitos que no son extirpados deben ser examinados regularmente por un dermatólogo y se debe enseñar al paciente a cómo practicar autoexámenes mensuales de la piel.

De nuevo, la probabilidad de que un lunar en particular se convierta en cáncer es muy baja. No obstante, cualquier persona con muchos lunares irregulares o que tenga lunares grandes, tiene un mayor riesgo de desarrollar melanoma.

Factores de riesgo

Piel muy blanca, pecas y cabello claro

El riesgo de padecer melanoma es mucho mayor en las personas de raza blanca que en las personas de raza negra. Las personas de raza blanca con cabello rubio o pelirrojo que tienen ojos azules o verdes, o de piel muy blanca, que se queman o se llenan de pecas con facilidad, están bajo un mayor riesgo.

Antecedente familiar de melanoma

Su riesgo de padecer un melanoma es mayor si uno o varios de sus familiares de primer grado (madre, padre, hermano/a, hijo/a) han tenido melanoma. Aproximadamente 10% de todas las personas con melanoma tienen antecedentes familiares de esta enfermedad.

El aumento en el riesgo pudiera deberse a que compartieron un estilo de vida de exposición frecuente al sol en la familia, una familia de piel muy blanca, ciertos cambios genéticos (mutaciones) que son más frecuentes en una familia, o una combinación de factores.

La mayoría de los expertos no recomienda que las personas con un historial familiar de melanoma se sometan a pruebas genéticas para identificar mutaciones, ya que aún no está claro cuán útil esto podría ser.

Xerodermapigmentoso

El xerodermapigmentoso (XP) es un padecimiento hereditario que afecta la capacidad de las células de la piel de reparar el daño causado a su ADN. Las personas con XP tienen un alto riesgo de melanoma y otros cánceres de piel cuando son jóvenes, especialmente en áreas de la piel que han sido expuestas al sol.

Sistema inmunológico debilitado

El sistema inmunológico de una persona ayuda a combatir los cánceres de piel y de otros órganos. Las personas cuyos sistemas inmunológicos se han debilitado (debido a ciertas enfermedades o tratamientos médicos), tienen más probabilidades de padecer muchos tipos de cáncer de piel, incluyendo melanoma.

Por ejemplo, a las personas que reciben un trasplante de órgano usualmente se les administran medicamentos que debilitan su sistema inmunológico, a fin de ayudar a prevenir que rechace el nuevo órgano. Esto aumenta su riesgo de padecer melanoma.

Las personas infectadas con VIH, el virus que causa el SIDA, a menudo tienen sistemas inmunológicos debilitados y también están en mayor riesgo de padecer melanoma.

Edad avanzada

El melanoma es más probable que se presente en personas de más edad, aunque también se detecta en personas más jóvenes. De hecho, el melanoma es uno de los cánceres más comunes en las personas que tienen menos de 30 años de edad (especialmente en mujeres jóvenes). El melanoma que tiende a darse entre las personas de una misma familia, puede presentarse a una edad más temprana.

Sexo masculino

En los Estados Unidos, los hombres tienen una tasa mayor de melanoma que las mujeres, aunque esto varía según la edad. Antes de los 45 años, el riesgo es mayor para las mujeres; después de los 45, el riesgo es mayor para los hombres.

Tasas de supervivencia

Los médicos suelen utilizar las tasas de supervivencia para discutir el pronóstico de una persona en forma estándar. Es posible que algunas personas quieran conocer las estadísticas de supervivencia de personas en situaciones similares, mientras que para otras las cifras pueden no ser útiles e incluso pueden no querer conocerlas.

Las tasas de supervivencia entre 5 años y 10 años se refieren al porcentaje de los pacientes que viven por lo menos este tiempo después del diagnóstico de cáncer. Por supuesto, muchas personas viven mucho más, de 5 o 10 años (y muchas son curadas).

Para obtener las tasas de supervivencia de 5 y 10 años, los médicos tienen que analizar a las personas que fueron tratadas por lo menos hace 5 o 10 años. Los avances en el tratamiento desde entonces pueden producir un pronóstico más favorable para personas que hoy en día son diagnosticadas con melanoma.

Las tasas de supervivencia a menudo se basan en los resultados previos de un gran número de personas que tuvieron la enfermedad; sin embargo, no pueden predecir lo que sucederá en el caso de cualquier persona. Muchos otros factores distintos a la etapa del melanoma también pueden afectar el pronóstico de una persona, tal como los cambios genéticos en las células cancerosas, y cuán bien el cáncer responde al tratamiento. Aun cuando se toman en cuenta estos otros factores, las tasas de supervivencia sólo son, en el mejor de los casos, cálculos aproximados.

Las siguientes tasas de supervivencia están basadas en casi 60.000 pacientes que fueron parte del AJCC Melanoma Staging Database de 2008. Éstas son tasas de supervivencia observadas que incluyen algunas personas diagnosticadas con melanoma que pudieran haber fallecido posteriormente por otras causas, tal como enfermedad cardiaca. Por lo tanto, el porcentaje de personas que sobreviven al melanoma en sí es probablemente mayor.

Etapa 1

> Etapa IA: la tasa de supervivencia a 5 años es aproximadamente del 97%. La tasa de supervivencia a 10 años es aproximadamente del 95%.

> Etapa IB: la tasa de supervivencia a 5 años es aproximadamente del 92%. La tasa de supervivencia a 10 años es aproximadamente del 86%.

Etapa 2

> Etapa IIA: la tasa de supervivencia a 5 años es aproximadamente del 81%. La tasa de supervivencia a 10 años es aproximadamente del 67%.

> Etapa IIB: la tasa de supervivencia a 5 años es aproximadamente del 70%. La tasa de supervivencia a 10 años es aproximadamente del 57%.

> Etapa IIC: la tasa de supervivencia a 5 años es aproximadamente del 53%. La tasa de

supervivencia a 10 años es aproximadamente del 40%.

Etapa 3

Etapa IIIA: la tasa de supervivencia a 5 años es aproximadamente del 78%. La tasa de supervivencia a 10 años es aproximadamente del 68%.*

Etapa IIIB: la tasa de supervivencia a 5 años es aproximadamente del 59%. La tasa de supervivencia a 10 años es aproximadamente del 43%.

Etapa IIIC: la tasa de supervivencia a 5 años es aproximadamente del 40%. La tasa de supervivencia a 10 años es aproximadamente del 24%.

Etapa IV

La tasa de supervivencia a 5 años es aproximadamente del 15% al 20%. La tasa de supervivencia a 10 años es aproximadamente del 10% al 15%. El pronóstico es mejor si la propagación es sólo a partes distantes de la piel o a los ganglios linfáticos distantes en vez de a otros órganos, y si el nivel de lactato deshidrogenasa (LDH) en la sangre es normal.

La tasa de supervivencia es mayor para los cánceres en etapa IIIA que para algunos cánceres en etapa II. Es probable que esto se deba a que el tumor principal (primario) a menudo es menos avanzado para los cánceres en etapa IIIA, aunque esto no está claro.

Otros factores que afectan la supervivencia

Independientemente de la etapa, las personas de mayor edad tienen generalmente una supervivencia menor. La supervivencia más baja comienza a los 70 años.

El melanoma es poco común en personas de raza negra, pero cuando se presenta en ellas, el tiempo de supervivencia suele ser más corto que cuando el melanoma afecta a las personas de la raza blanca. Algunos estudios han descubierto que el melanoma tiende a ser más grave si ocurre en la planta del pie o la palma de la mano, o si está en el área de las uñas. (Los cánceres en estas áreas representan una porción más grande de melanomas en estadounidenses de raza negra que en los de raza blanca).

Las personas con melanoma que tienen sistemas inmunológicos debilitados, como las personas que han tenido trasplantes de órganos o que están infectadas con VIH (HIV, en inglés), también tienen un mayor riesgo de morir de melanoma.

Capítulo 6

PREVENCIÓN Y FACTORES DE RIESGO

Un factor de riesgo es todo aquello que afecta la probabilidad de que se padezca una enfermedad, como por ejemplo el cáncer. Los distintos tipos de cáncer tienen diferentes factores de riesgo, aunque hay algunos, como el fumar y la exposición excesiva a la luz solar, que se pueden controlar, mientras que otros, como la edad de la persona o sus antecedentes familiares, no se pueden cambiar. Bien, quizá los expertos en epigenética no estén de acuerdo con esto último y tienen razón.

No obstante, el tener un factor de riesgo, o incluso muchos factores, no significa que una persona padecerá la enfermedad. Además, algunas personas que adquieren la enfermedad puede que tengan pocos o ninguno de los factores de riesgo conocidos.

Sin embargo, hay varios factores de riesgo que pueden hacer que una persona tenga más probabilidades de padecer melanoma.

Exposición a la luz ultravioleta (UV)

La exposición a los rayos ultravioleta (UV) es el factor de riesgo principal para la mayoría de los melanomas y la luz solar es la fuente principal de la radiación ultravioleta, así como las lámparas solares y las camas bronceadoras.

Aunque los rayos UV representan sólo una pequeña porción de los rayos del sol, son los principales causantes de daño solar en la piel, pues dañan el ADN de las células de la piel. Los cánceres de piel comienzan cuando este daño afecta el ADN de los genes que controlan el crecimiento de las células de la piel.

La naturaleza de la exposición a la luz ultravioleta podría desempeñar un papel en el desarrollo del melanoma. Por ejemplo, el melanoma en el tronco (pecho y espalda) y las piernas, ha sido vinculado a las quemaduras de sol frecuentes, especialmente en la niñez, lo que indica que el daño es acumulativo. Esto también podría tener algo que ver con el hecho de que estas áreas no están constantemente expuestas a la luz UV. Algunos expertos creen que los melanomas que se originan en estas áreas son diferentes a aquellos en el rostro, el cuello y los brazos, donde la exposición al sol es más constante. Asimismo, cualquiera de estos melanomas es diferente a los que se originan en las palmas de las manos, las plantas de los pies, debajo de las uñas o en las superficies internas, como lo son la boca y la vagina, donde ha habido poca o ninguna exposición solar.

Eliminar elementos peligrosos

Hay que eliminar toxinas alimentarias y encontrar alternativas más saludables.

Filtrar el agua, o emplear agua solarizada. El agua del grifo a menudo contiene químicos como cloro, flúor y arsénico, entre otros, que son tóxicos para la salud.

Elimine productos químicos tóxicos y otros tóxicos de sus hogares. Identifique cualquier producto en su hogar que contenga algún producto cancerígeno y reemplácelos con alternativas más seguras. Tenga cuidado con los detergentes y pinturas.

Por ejemplo, elimine:

1. Asbesto

Baldosas de vinilo y materiales para techos. Si decide quitarlos, tome medidas para hacerlo de forma segura.

2. PERC

El percloroetileno, o PERC, está designado como "carcinógeno humano probable". Se puede encontrar en fluidos de limpieza en seco, quitamanchas y repelentes de agua.

3. Ftalatos

Estos productos químicos están relacionados con la pubertad temprana en las niñas y otros daños reproductivos que aumenta el riesgo de las mujeres de contraer cáncer de mama cuando crecen. Lo encontramos en elementos químicos de ftalato que aparecen en PVC, juguetes, esmalte de uñas, envolturas de plástico y fragancias falsas.

4. BPA

Este carcinógeno está relacionado con la infertilidad, los riesgos del desarrollo y la diabetes. El BPA se usa en latas de comida y otros recipientes de alimentos, así como en los recibos de las cajas registradoras.

5. Retardadores de fuego de fosfato clorado

Estos productos químicos aparecen en muebles tapizados, cojines de espuma, asientos de auto para bebés y aislamiento. Están relacionados con posibles daños nerviosos y cerebrales.

6. TBBPA y productos químicos relacionados

Este potencial carcinógeno y disruptor (alterador) endocrino se ve en la electrónica, autopartes y electrodomésticos.

7. Retardadores de fuego de ftalato bromado

Estos productos químicos están relacionados con la toxicidad durante el desarrollo y aparecen en espuma de poliuretano para muebles, colchones y productos para bebés.

8. Bromopropano

Este probable carcinógeno se utiliza en limpiadores en aerosol y adhesivos, y está relacionado con daños reproductivos.

9. DEHA

Este probable carcinógeno se encuentra en envolturas de plástico y PVC.

10. P-diclorobenceno

Este probable carcinógeno se detecta en bolas de naftalina y bloques desodorantes. Está relacionado con el daño al hígado y los nervios.

Otros factores de riesgo a tener en cuenta

Tener una tez clara con pecas, que se quema fácilmente o se broncea mal.

Ojos azules, verdes o de color claro.

Pelo rojo o rubio.

Tener queratosis actínica, un tipo de lesión precancerosa potencial.

Tratamiento de radiación pasado.

Un sistema inmune debilitado.

Predisposición genética.

Alcohol, incluso vino.

Fumar

Dieta pobre en nutrientes básicos

Estilo de vida sedentario

Carencia de vitamina D.

Ciertos virus y bacterias.

Detección y diagnóstico

Encontrar el cáncer cuando se encuentra en sus etapas iniciales, a menudo permite la posibilidad de contar con más opciones de tratamiento. En algunos casos de la enfermedad en etapa inicial surgen signos y síntomas, pero esto no siempre es así.

Etapas y pronóstico (prognosis)

Después del diagnóstico, la clasificación de la enfermedad según su etapa proporciona información importante sobre qué tanto se ha propagado el cáncer en el cuerpo, así como información anticipada sobre la respuesta que habrá con el tratamiento.

Tipos de cáncer de piel:

Carcinoma de células basales (BCC)

Es la forma más común de cáncer de piel. El BCC ocurre en la capa más externa de la piel y con frecuencia causará síntomas de cáncer de piel como llagas abiertas, manchas rojas, bultos brillantes o cicatrices. Raramente se extiende más allá del sitio original del tumor. Las fuentes informan que hasta tres millones de casos son diagnosticados cada año en EE.UU.

Carcinoma de células escamosas (SCC).

Ocurre cuando las células anormales comienzan a crecer incontrolablemente en las capas superiores de la piel. Los síntomas incluyen llagas abiertas, parches rojos escamosos y el crecimiento elevado característico con un agujero central. El SCC también puede sangrar o formar costras y puede provocar la muerte si se deja crecer. Más de un millón de casos se diagnostican cada año en los EE.UU. y alrededor de 8.800 personas mueren cada año.

Metástasis

El cáncer se disemina o metastatiza a otras partes del cuerpo de tres formas básicas:

> Tejido: las células cancerosas se diseminan desde el tumor hasta el tejido cercano.

> Sistema linfático: las células cancerosas viajan desde el tumor primario a través del sistema linfático a otras partes del cuerpo.

Sangre: las células cancerosas ingresan al torrente sanguíneo desde el tumor primario y se diseminan a otras partes del cuerpo.

Se utilizan tres tipos básicos de pruebas para determinar si el cáncer se ha diseminado:

Tomografía computarizada (TAC)

MRI (resonancia magnética)

Biopsia del ganglio linfático

Capítulo 7

PREDISPOSICIÓN

Ningún tratamiento actual mejora sustancialmente la supervivencia del paciente una vez que ha ocurrido la metástasis del melanoma. Incluso el interferón en dosis altas como terapia adyuvante en la enfermedad en estadio III, en los últimos 20 años ha tenido poco éxito para el melanoma metastásico. Además de la terapia quirúrgica, que es el único tratamiento eficaz para el melanoma maligno, la quimioterapia adyuvante postoperatoria, la inmunoterapia, la radioterapia y la terapia biológica también son de gran importancia, pero de resultado incierto. En los últimos años, se han intentado estrategias inmunológicas que incluyen vacuna tumoral y terapia adyuvante con interferón alfa para mejorar la supervivencia de pacientes con melanoma maligno más avanzado. Sin embargo, la tasa de supervivencia o el pronóstico del melanoma, depende a menudo de la gravedad del melanoma y de si ha ocurrido o no metástasis. Algunas personas con melanoma tienen un mayor riesgo de desarrollar nuevamente cáncer de piel en el futuro, especialmente si tienen antecedentes familiares de la enfermedad.

El medicamento *vemurafenib* ha sido aclamado como un gran avance en el tratamiento, pero aproximadamente una cuarta parte de los pacientes que toman la medicación desarrollan un efecto secundario problemático: cánceres de piel secundarios llamados carcinomas de células escamosas.

Riesgo de melanoma por medicación

Los pacientes con artritis reumatoide tratados con *metotrexato* pueden tener un riesgo elevado de desarrollar melanoma en comparación con la población general.

Las mujeres que han tenido formas comunes y curables de cáncer de piel, pueden tener un mayor riesgo de desarrollar un melanoma con un tumor cutáneo más mortal. Un estudio en más de 67.000 mujeres posmenopáusicas blancas, encontró que aquellas con antecedentes de cáncer de piel no melanoma tenían un 70 por ciento más de probabilidades de desarrollar melanoma durante el período de estudio, que otras mujeres. Los hallazgos sugieren que existen influencias genéticas que hacen que algunas personas sean vulnerables, tanto al melanoma como en los cánceres de piel no melanoma.

Dos formas de cáncer de piel no melanoma, células basales y células escamosas, representan la gran mayoría de los casos de cáncer de piel, y rara vez son fatales. Sin embargo, según los nuevos hallazgos, las enfermedades se pueden agregar a la lista de factores de riesgo del melanoma mortal. Los resultados se basan en datos de Women's Health Initiative, un gran estudio de mujeres estadounidenses iniciado en 1994 que recopiló información detallada sobre salud y estilo de vida y realizó un seguimiento anual de los participantes. Las mujeres con antecedentes de cáncer de piel no melanoma deben realizar exámenes minuciosos de la piel a intervalos frecuentes para detectar cualquier nueva lesión de manera temprana.

Corredores de maratón

Los corredores de maratón pueden tener un mayor riesgo de cáncer de piel, informan investigadores austriacos. Con base en los hallazgos, concluyen, los corredores de larga distancia deben hacer un esfuerzo para reducir su exposición a la radiación ultravioleta (UV) mediante el uso de protector solar, usar ropa protectora y organizar sus rutinas de entrenamiento y competencia en consecuencia. La Dra. Christina M. Ambros-Rudolph de la Universidad Médica de Graz en Austria y sus colegas, decidieron investigar el riesgo de melanoma entre los corredores de larga distancia después de tratar a ocho corredores de ultramaratón con la enfermedad durante un período de 10 años. Junto con la exposición al sol, la inmunosupresión debida a un entrenamiento intenso se ha propuesto como un desencadenante potencial del melanoma. Reclutaron 210 corredores de maratón con edades comprendidas entre los 19 y los 71 años para el estudio, que los igualaron por edad y sexo con un grupo control de no maratonianos. Aunque los hombres y las mujeres del grupo control tenían más signos de sensibilidad al sol, como ojos claros y color de piel y más marcas de nacimiento, los corredores de maratón tenían más probabilidades de tener cambios en la piel que indicaran un mayor riesgo de melanoma maligno.

Rayos UVA y otros

Las personas que usan camas de bronceado no se protegen del daño de la piel por la exposición solar posterior. De hecho, el uso de hamacas antes de los 35 años aumenta sustancialmente el riesgo de desarrollar melanoma. Más mujeres que hombres visitan los salones de bronceado y su tasa de la condición de la piel está aumentando.

Las vacaciones familiares llenas de sol pueden dejar a los niños con más lunares en la piel. Estos lunares, también conocidos como nevos melanocíticos, son un precursor del melanoma.

Las personas con la enfermedad de Parkinson se enfrentan a un mayor riesgo del tipo más mortal de cáncer de piel.

Los bebés con hiperbilirrubinemia que son tratados con fototerapia intensiva, el tratamiento estándar actual, tienen un riesgo significativamente mayor de nevos melanocíticos. Dado el vínculo entre estos nevos y el melanoma, la vigilancia dermatológica y las medidas preventivas son importantes para estos niños.

Genética e historia familiar

Tener un gemelo idéntico con melanoma aumenta el riesgo de una persona de padecer la enfermedad casi 10 veces, mientras que el melanoma asociado con tener un gemelo no idéntico con la enfermedad se duplica aproximadamente.

El ADN que está ligado al pelo rojo, la piel clara y las pecas, está relacionado con las probabilidades genéticas de cáncer de piel de una persona. Tener el gen es más o menos equivalente a la persona que pasa 20 años extra bajo el sol.

Raza

El cáncer de piel de melanoma es cada vez más común entre los hispanos y los blancos, mientras que en los negros y los hispanos, es probable que se diagnostique en una etapa más avanzada. Las personas blancas, especialmente aquellas con piel clara, tienen las tasas más altas de melanoma.

Los sobrevivientes de melanoma tienen un mayor riesgo de otros cánceres, así como del regreso de sus cánceres de piel. Los segundos cánceres más comunes después del melanoma son el de mama, próstata y el linfoma no Hodgkin.

Rápido crecimiento

Los melanomas cutáneos de rápido crecimiento muestran una serie de características de identificación que incluyen color y forma. Debido a su rápido crecimiento, solo hay una pequeña posibilidad para capturar estos melanomas en su etapa inicial de desarrollo. Los melanomas que crecen rápidamente pueden ocurrir en cualquier persona, no necesariamente en aquellos con grandes cantidades de lunares y pecas. De hecho, con mayor frecuencia ocurren en aquellos sin grandes cantidades de lunares y pecas, y hombres mayores. Morfológicamente, son más a menudo rojos, en lugar de marrones y negros, simétricos, elevados y sintomáticos.

Australia tiene la tasa más alta de cáncer de piel en el mundo y, a pesar de décadas de campañas de salud, la tasa de melanoma, que es el tipo más común de cáncer, se está disparando. La tasa de melanoma aumentó un 12 por ciento en los hombres y un 15 por ciento en las mujeres en los últimos 10 años, y se espera que aumente otro 15 por ciento en los próximos años.

Predominio

El aumento en las tasas de melanoma en los Estados Unidos en los últimos años, puede reflejar un mayor escrutinio diagnóstico en lugar de un verdadero aumento en los casos nuevos. Sin embargo, la tasa anual de aparición de nuevos melanomas en niños en los Estados Unidos está aumentando rápidamente.

Capítulo 8

TRATAMIENTO CONVENCIONAL

Los pacientes con melanoma metastásico (MM) tienen una nueva esperanza, según un estudio publicado por Mayo Clinic Cancer Center. El estudio mostró que la combinación de *paclitaxel y carboplatino* (PC) parece ser efectiva para el melanoma metastásico cuando los tratamientos tradicionales han fallado.

El melanoma se diagnostica en una etapa tardía más comúnmente entre individuos de piel más oscura que en pacientes blancos. Es posible que sea una enfermedad más rápida y más agresiva en los no blancos que en los blancos; o, más probablemente, es una falta de educación entre los pacientes y los médicos. Se sabe que los pacientes negros e hispanos de alto riesgo carecen de educación acerca de la enfermedad y se involucran en menos conductas de autoprotección, como ponerse un protector solar y mantenerse al sol.

Las opciones convencionales de tratamiento del cáncer de piel tienen en cuenta:

Etapa de cáncer

Tipo de cáncer

Tamaño del tumor y parte del cuerpo afectada

Agresividad (cómo se están dividiendo y propagando las células cancerosas)

La edad del paciente y la salud general.

Los tratamientos estándar convencionales contra el cáncer de piel pueden incluir:

Cirugía

Se pueden usar diversas formas de cirugía dependiendo del tipo, etapa y ubicación del cáncer.

Radioterapia

La terapia de radiación se emplea para destruir o reducir el tamaño del tumor canceroso. Puede causar efectos secundarios como irritación de la piel, daño de las glándulas salivales, vómitos y pérdida de cabello, entre otros, según la ubicación del tratamiento.

Quimioterapia

Usa medicamentos para eliminar las células cancerosas y aliviar los síntomas. Sin embargo, también es altamente tóxica y puede causar efectos secundarios difíciles como náuseas, vómitos, pérdida de cabello y causar daño a las células sanas, así como a las células cancerosas.

Terapia dirigida

Es básicamente una forma de quimioterapia, pero puede "enfocar" aspectos específicos de las células cancerosas. A veces, las terapias dirigidas se usan solas, pero también se administran con otras formas de quimioterapia. Al igual que otras formas de quimioterapia, también pueden causar efectos secundarios, incluidos cambios en el cabello y la piel.

Terapia fotodinámica

Se usa para tratar cánceres de piel y cánceres en el revestimiento de órganos internos o cavidades. Esta terapia combina un químico fotosensibilizador con un tipo especial de luz activadora para matar las células cancerosas. Como efectos secundarios hace que los ojos y la piel se vuelvan sensibles a la luz durante aproximadamente seis semanas después del tratamiento y puede causar otros efectos secundarios temporales, como tos, dolor abdominal y problemas para tragar, entre otros.

Nuevos tratamientos

Si otras terapias no funcionan o, por algún motivo, no son una opción viable, a veces los pacientes pueden participar en ensayos clínicos para nuevos tratamientos. Estos son tratamientos que aún se encuentran en fase de investigación y no están disponibles de forma generalizada, pero pueden tener cierta eficacia en el tratamiento de cánceres difíciles y pueden conducir a nuevos tratamientos estándar.

Una vez que se diagnostica el melanoma y se clasifica por etapas, un equipo de profesionales de la salud formarán parte del equipo de atención, incluyendo asistentes médicos, enfermeras practicantes, especialistas en nutrición, trabajadores sociales, y otros profesionales de la salud.

A menudo, los melanomas en etapas iniciales se pueden tratar eficazmente sólo con cirugía, aunque los cánceres más avanzados frecuentemente requieren de otros tratamientos. Algunas veces, se usa más de un tipo de tratamiento.

Cuando el tiempo lo permite, a menudo es buena idea buscar una segunda opinión que pueda ofrecer más información y ayudar a sentirse bien sobre el plan de tratamiento que se escoja.

Estudio clínico

Los estudios clínicos consisten en investigaciones minuciosamente controladas que se llevan a cabo para estudiar con mayor profundidad nuevos tratamientos o procedimientos promisorios. Los estudios clínicos son una forma de tener acceso a la atención más avanzada para el cáncer. En algunos casos, puede que sean la única manera de lograr acceso a tratamientos más recientes. También es la mejor forma que tienen los médicos de aprender mejores métodos para tratar el cáncer. Aun así, no son adecuados para todas las personas.

Inmunoterapia

Como su nombre lo indica, esta terapia usa el propio sistema inmunitario del paciente para combatir su cáncer. Algunos tipos de inmunoterapia se llaman terapia biológica y funciona mejor en ciertos tipos de cáncer que otros.

La inmunoterapia busca estimular el propio sistema inmunológico del paciente para que reconozca y destruya las células cancerosas con más eficacia. Se pueden utilizar varios tipos de inmunoterapia para tratar a pacientes con melanoma.

Inhibidores de puntos de control inmunitarios para el melanoma avanzado

Una función importante del sistema inmunológico es su capacidad de evitar por sí solo el ataque a células normales en el cuerpo. Para hacer esto, utiliza "puntos de control" que son moléculas en las células inmunes que necesitan ser activadas (o desactivadas) para iniciar una respuesta inmune. En ocasiones, las células del melanoma usan estos puntos de control para evitar ser atacadas por el sistema inmunológico. No obstante, los nuevos medicamentos que se dirigen a estos puestos de control tienen un futuro prometedor como tratamientos contra el melanoma.

Inhibidores PD-1

El *pembrolizumab* y el *nivolumab* son medicamentos que atacan a la PD-1, una proteína en las células del sistema inmunológico llamadas células T que normalmente ayudan a evitar que estas células ataquen a otras células en el cuerpo. Mediante el bloqueo de PD-1, estos medicamentos aumentan la respuesta inmune contra las células del melanoma, lo que a menudo puede reducir los tumores y ayudar a las personas a vivir más tiempo (aunque todavía no está claro si estos medicamentos pueden curar el melanoma).

Estos medicamentos se administran por infusión intravenosa cada dos o tres semanas. Los efectos secundarios pueden incluir cansancio, tos, náusea, comezón, sarpullido en la piel, disminución del apetito, estreñimiento, dolores en las articulaciones y diarrea.

Otros efectos secundarios más graves pueden ocurrir con menos frecuencia. Estos medicamentos funcionan al remover básicamente los "frenos" del sistema inmunológico del organismo. Algunas veces el sistema inmunológico comienza a atacar otras partes del cuerpo, lo que puede causar problemas graves e incluso fatales en los pulmones, los intestinos, el hígado, las glándulas productoras de hormonas, los riñones u otros órganos.

Resulta muy importante que se notifique con prontitud cualquier efecto secundario nuevo al equipo de profesionales de la salud que atiende el cáncer. Si se presentan graves efectos secundarios, puede que sea necesario suspender el tratamiento. Entonces, puede que reciba altas dosis de corticoesteroides para suprimir el sistema inmunológico.

Inhibidor CTLA-4

El *ipilimumab* es otro medicamento que aumenta la respuesta inmune, pero tiene un objetivo diferente. Éste bloquea la CTLA-4, otra proteína en las células T que normalmente ayuda a mantenerlas en control.

Se administra por vía intravenosa (IV), usualmente una vez cada 3 semanas durante cuatro tratamientos. En pacientes con melanomas que no se pueden eliminar mediante cirugía o que se han propagado a otras partes del cuerpo, este medicamento ha demostrado que ayuda a las personas a vivir un promedio de varios meses más, aunque no está claro si puede curar el melanoma.

Los efectos secundarios más comunes incluyen cansancio, diarrea, erupciones en la piel y comezón. Los efectos secundarios graves parecen ocurrir más a menudo con este medicamento que con los inhibidores de PD-1. Al igual que los inhibidores de PD-1, puede causar que el sistema inmunológico ataque a otras partes del cuerpo, lo que puede conducir a graves problemas en los intestinos, el hígado, las glándulas productoras de hormonas, los nervios, la piel, los ojos u otros órganos. En algunas personas, estos efectos secundarios han sido fatales.

Resulta muy importante que se notifique con prontitud al equipo de profesionales que atiende la salud, cualquier efecto secundario nuevo que ocurra durante o después del tratamiento. Si se presentan graves efectos secundarios, puede que sea necesario suspender el tratamiento y recibir altas dosis de corticoesteroides para suprimir el sistema inmunológico.

Citocinas para el melanoma avanzado

Las citocinas son proteínas en el cuerpo que refuerzan el sistema inmunológico en forma general. Las versiones artificiales de citocinas, tal como el alfa-interferón y la interleucina-2 (IL-2), algunas veces se usan en los pacientes con melanoma. Se administran por vía intravenosa (IV) al menos al principio. Ambos medicamentos pueden ayudar a reducir el tamaño de los melanomas avanzados (etapas III y IV) entre el 10% y el 20% de los pacientes cuando son usados solos. Estos medicamentos también se pueden administrar con la quimioterapia (lo que se conoce como bioquimioterapia) para el melanoma en etapa IV.

Los efectos secundarios de la terapia con citocina pueden incluir síntomas parecidos a los que se presentan con la gripe, como fiebre, escalofríos, dolores, cansancio intenso, somnolencia y bajos recuentos sanguíneos. La interleucina-2, especialmente en altas dosis, puede causar acumulación de líquido en el cuerpo de forma tal que la persona se hinche y se sienta bastante enferma. Debido a esto y a otros posibles efectos secundarios graves, se administran altas dosis de interleucina-2 sólo en hospitales, en centros que tienen experiencia con este tipo de tratamiento.

Interferón-alfa como terapia adyuvante

Los pacientes con melanomas más gruesos a menudo tienen células cancerosas que se han propagado a otras partes del cuerpo. Incluso si parece que se extrajo todo el cáncer mediante cirugía, es posible que queden algunas de estas células en el cuerpo. El interferón-alfa se puede utilizar como terapia añadida (adyuvante) después de la cirugía, para tratar de ayudar a prevenir el crecimiento y propagación de estas células. Esto podría retardar la recurrencia del melanoma, pero aún no está claro si mejora la supervivencia.

Se tienen que administrar altas dosis de interferón para que la terapia sea eficaz. Sin embargo, muchos pacientes no pueden tolerar los efectos secundarios que ocasiona la terapia en altas dosis. Estos efectos secundarios incluyen: fiebre, escalofríos, dolores, depresión, cansancio intenso, y efectos al corazón y al hígado. Los pacientes que reciben este medicamento necesitan estar bajo vigilancia minuciosa por parte de un médico con experiencia en este tratamiento.

Al tomar la decisión de usar la terapia adyuvante con interferón, los pacientes y sus médicos deben considerar los beneficios y los efectos secundarios potenciales de este tratamiento.

Terapia de virus oncolíticos

Los virus son un tipo de germen que puede infectar y matar a las células. Algunos virus pueden modificarse en el laboratorio para que infecten y destruyan principalmente las células cancerosas. A estos se les llama virus oncolíticos. Además de destruir directamente las células, los virus también pueden alertar al sistema inmunológico para que ataque a las células cancerosas.

El *talimogene laherparepvec* (Imlygic) es un virus oncolítico que puede utilizarse para tratar los melanomas en la piel o los ganglios linfáticos que no pueden eliminarse con cirugía. El virus se inyecta directamente en los tumores, normalmente cada 2 semanas. Este tratamiento a veces puede reducir el tamaño de estos tumores, pero no se ha demostrado que reduzca tumores en otras partes del cuerpo. Tampoco está claro si este tratamiento puede ayudar a las personas a vivir por más tiempo. Los efectos secundarios pueden incluir síntomas parecidos a los de la influenza (gripe) y dolor en el sitio de la inyección.

Vacuna Bacille Calmette-Guerin (BCG)

El Bacille Calmette-Guerin (BCG) es un germen que está relacionado con el que causa la tuberculosis. El BCG no causa enfermedades graves en los humanos, pero sí activa el sistema inmunológico. La vacuna

BCG funciona como una citocina, al mejorar todo el sistema inmunológico. No se dirige específicamente a las células del melanoma. Algunas veces se usa para ayudar a tratar los melanomas en etapa III, inyectándola directamente en los tumores.

Crema imiquimod

El *imiquimod* es un medicamento que se aplica como una crema. Estimula la respuesta inmunitaria local contra las células cancerosas de la piel. Para los melanomas en etapa muy temprana (etapa 0), algunos médicos pueden utilizar imiquimod si la cirugía pudiera causar desfiguración. También se puede usar para algunos melanomas que se han propagado por la piel, aunque no todos los médicos coinciden en que debe usarse para el melanoma.

Esta crema se aplica en cualquier lugar de una a dos veces a la semana alrededor de 3 meses. Algunas personas presentan graves reacciones de la piel cuando se usa este medicamento. El imiquimod no se usa para los melanomas en etapas más avanzadas.

Estudios sobre la efectividad de los medicamentos

Según el Instituto Nacional del Cáncer, alrededor de 500.000 personas serán diagnosticadas con algún tipo de cáncer este año, solamente en los Estados Unidos. Es posible que no lo sepa, pero el cáncer, NO la enfermedad cardíaca, es el principal riesgo de muerte para la mayoría de las personas.

La quimioterapia funciona al matar todas las células que se multiplican y se dividen rápidamente, pero esto incluye células cancerosas y otras células que se multiplican y se dividen rápidamente, que necesitamos, como por ejemplo:

Médula ósea, que produce sangre

Sistema digestivo

Sistema reproductivo

Folículos pilosos.

Este enfoque, que le puede parecer exagerado, es una de las causas de la sorprendente tasa de fracaso general de la quimioterapia, como se verá a continuación.

En 2004, el Journal of Clinical Oncology publicó un estudio sobre las tasas de éxito de la quimioterapia, al observar cuántos pacientes con cáncer seguían vivos después de 5 años.

RESULTADOS: La contribución global de la quimioterapia citotóxica curativa y adyuvante a la supervivencia a 5 años en adultos se estimó en un 2,3% en Australia y un 2,1% en los EE. UU.

CONCLUSIÓN: Como la tasa de supervivencia relativa a 5 años para el cáncer en Australia es ahora más del 60%, está claro que la quimioterapia citotóxica solo contribuye de manera menor a la supervivencia del cáncer. Para justificar el financiamiento continuo y la disponibilidad de los medicamentos utilizados en la quimioterapia citotóxica, se requiere urgentemente una evaluación rigurosa de la relación costo-efectividad y el impacto en la calidad de vida.

Sería difícil encontrar algo que aún se promocione como la mejor opción para una cura con una tasa de éxito promedio de poco más del 2 por ciento, que es la quimioterapia, si no fuera por el hecho de que las grandes ganancias impulsaron la recomendación. Para cánceres en estadio 4, la tasa es menos de la mitad del uno por ciento.

Fundamentalmente, la quimioterapia rara vez funciona. Peor aún, algunos tratamientos farmacológicos también promueven la diseminación del cáncer. Pero de alguna manera, los medicamentos contra el cáncer no se evalúan igual que el resto de los medicamentos. Con una tasa tan baja de efectividad, otros medicamentos ya habrían sido retirados.

En un artículo publicado en *Cancer Journal for the Clinician*, se afirma:

"En el contexto general de la medicina se dice "Primum non nocere." (Primero, no dañar)", así que a la espera de la publicación de ensayos adecuados, los médicos deben guiarse por los datos existentes en este principio fundamental de la medicina.

Sin embargo, los tratamientos convencionales contra el cáncer de ninguna manera, ni en la forma, ni en los resultados, se pueden considerar inofensivos.

Este comentario, es bastante explícito: "... como químico entrenado para interpretar datos, es incomprensible para mí que los médicos puedan ignorar la clara evidencia de que la quimioterapia hace mucho, mucho más daño que bien". Alan C Nixon, PhD, ex presidente de la American Chemical Society.

Durante dos décadas, el Dr. Pérez García ha estado usando un tratamiento que llama Insulin Potentiation Therapy (IPT). Consiste en administrarle a un paciente una dosis de insulina seguida de una pequeña dosis de quimioterapia. Su explicación es que las células cancerosas tienen 15 veces más receptores de insulina que las células normales y estas dosis de insulina ayudan a dirigir la quimioterapia hasta las células cancerosas. Por lo tanto, se pueden usar pequeñas dosis de quimioterapia que causen poco daño a las células normales. Con el cáncer de Etapa 1 o 2, el IPT tiene, según se lee, un 80% de éxito, con resultados mixtos para cánceres más serios. Entonces, después de dos décadas de uso, ¿cuántos médicos usaban IPT en los Estados Unidos? 29.

Quizá se deba a que muchos oncólogos obtienen gran parte de sus ingresos del aumento que obtienen en medicamentos de quimioterapia, y las dosis pequeñas no generan grandes ganancias.

Paclitaxel y carboplatino

Los pacientes con melanoma metastásico tienen una nueva esperanza: la combinación de paclitaxel y carboplatino parece ser efectiva para el melanoma metastásico cuando los tratamientos tradicionales han fallado.

Capítulo 9

PRONÓSTICO

Después de recibir tratamiento

Para muchas personas con melanoma, el tratamiento puede que remueva o destruya el cáncer. Completar el tratamiento puede causar tanto tensión como entusiasmo. Seguramente sentirá alivio de haber completado el tratamiento, aunque aún resulte posible sentir preocupación sobre el crecimiento del cáncer o el regreso de la enfermedad. (Cuando un cáncer regresa después del tratamiento, a esto se le llama cáncer recurrente o una recurrencia). Ésta es una preocupación muy común en las personas que han tenido cáncer.

Puede que pase un tiempo antes de que sus temores disminuyan. No obstante, puede que sea útil saber que muchos sobrevivientes de cáncer han aprendido a aceptar esta incertidumbre y hoy en día viven vidas plenas.

Recurrencia

¿Qué es la recurrencia del cáncer?

Si el cáncer se detecta después del tratamiento, y después que pasa un período de tiempo en el que no se pudo detectar, esto se llama recurrencia del cáncer.

El cáncer recurrente puede regresar en el mismo lugar que comenzó, o podría regresar en otra parte del cuerpo. Cuando el cáncer se ha propagado a otra localización en el cuerpo, se sigue llamando como la parte del cuerpo donde se originó. Por ejemplo, el cáncer de próstata podría regresar en el área de la próstata (incluso si le extirparon la glándula), o podría regresar en los huesos. En ambos casos es una recurrencia del cáncer de próstata. Se le puede llamar cáncer de próstata recurrente. En este caso, el cáncer en los huesos se trata como cáncer de próstata.

Si el cáncer se detecta después de haber recibido tratamiento para un tipo de cáncer, se llevarán a cabo pruebas para saber si se trata del mismo tipo de cáncer que se tenía antes o de un nuevo tipo.

No es posible predecir la probabilidad de que un cáncer recurra, pero el cáncer es más difícil de tratar y más probable que regrese si:

Crece rápidamente

Está más avanzado o propagado ampliamente.

La mayoría de los tipos de cáncer recurre en un patrón típico.

Tipos de recurrencia

La recurrencia local quiere decir que el cáncer ha vuelto a aparecer en el mismo lugar donde se originó.

Por otro lado, la recurrencia regional significa que el cáncer regresó a los ganglios linfáticos cercanos al lugar donde se originó.

La recurrencia distante quiere decir que el cáncer ha vuelto a aparecer en otra parte del cuerpo, a cierta distancia de donde se inició (a menudo los pulmones, hígado, huesos o cerebro).

¿El cáncer está controlado?

Un médico puede utilizar el término "controlado" si sus pruebas o estudios por imágenes muestran que el cáncer todavía está presente, pero no está cambiando con el pasar del tiempo. El término "controlado" significa que el tumor no parece estar creciendo. Otra forma de definir control sería decir que la enfermedad está estable. Algunos tumores pueden permanecer igual durante mucho tiempo, incluso sin ningún tratamiento. Después del tratamiento, algunos tumores permanecen del mismo tamaño y se mantienen bajo observación para asegurarse de que no empiecen a crecer otra vez.

El cáncer ha progresado

Si el cáncer crece, o el estado del cáncer cambia, el médico podría decir que el cáncer ha progresado. La mayoría de los estudios clínicos definen un tumor como progresivo, cuando hay un crecimiento detectado en el tumor del 25%.

Diferencia entre recurrencia y progresión

El término progresión significa que el cáncer se propagó o empeoró. A veces es difícil saber la diferencia entre recurrencia y progresión. Por ejemplo, si el cáncer desapareció durante sólo 3 meses antes de regresar, ¿en realidad había desaparecido? ¿Esto es una recurrencia o progresión? Lo más probable es que esto no sea una recurrencia. En este caso, es probable que haya sucedido 1 de 2 cosas:

1. La cirugía que se llevó a cabo no eliminó totalmente el cáncer. Esto significa que quedaron pequeños grupos de células cancerosas que no se pudieron ver o encontrar

en los estudios por imágenes. Con el tiempo, estos grupos crecen lo suficientemente para aparecer en los estudios por imágenes o causar síntomas. Estos cánceres tienden a ser muy agresivos (de rápido crecimiento y rápida propagación). Han aprendido a sobrevivir.

2. El cáncer se ha vuelto resistente al tratamiento. Las células de cáncer pueden ser resistentes al tratamiento, al igual que los gérmenes pueden llegar a ser resistentes a los antibióticos. Esto significa que la quimioterapia o la radiación pudo haber eliminado la mayoría de las células cancerosas, pero algunas de ellas no se afectaron o cambiaron demasiado como para sobrevivir al tratamiento. Estas células cancerosas entonces pueden crecer y aparecer otra vez.

Cuanto menos tiempo transcurra desde que se cree que el cáncer ha desaparecido y el tiempo de su regreso, más grave es la situación. No hay un plazo de tiempo estándar para decidir si es recurrencia o progresión. Sin embargo, la mayoría de los médicos considera recurrencia a un cáncer que regresa después de no haber presentado signos de la enfermedad por al menos un año.

Respuesta y remisión

Remisión completa

Cuando un tratamiento elimina completamente todos los tumores que se observaron en una prueba o que se detectaron de alguna forma, se llama una respuesta completa o remisión completa. Una respuesta completa o remisión completa no significa que el cáncer se haya curado, solo que ya no se puede ver en los estudios por imágenes.

Remisión parcial

En general, una respuesta parcial (o remisión parcial) significa que el cáncer respondió al tratamiento, pero todavía no ha desaparecido. Con más frecuencia, una respuesta parcial se define como una reducción de un tumor detectado de al menos un 50%. (Si se participa de un estudio clínico, la respuesta generalmente se define con mucha precisión). La reducción en el tamaño del tumor debe durar al menos un mes para calificar como una respuesta.

¿Qué es un segundo cáncer?

Un segundo cáncer es diferente a una recurrencia del cáncer. Si las pruebas muestran que una nueva área de cáncer es un tipo de cáncer diferente al primero, se tendría dos tipos de cáncer, o dos cánceres primarios. Estos dos tipos de cáncer se habrían originado de diferentes clases de células y se verán diferentes al observarlas con un microscopio. Esto ocurre con mucha menos frecuencia que la recurrencia del cáncer, pero sucede. Haber tenido cáncer una vez no significa que no se puede padecer otro tipo de cáncer en el futuro.

Digamos, por ejemplo, que se recibió tratamiento para un cáncer de colon, y no hay signos del mismo en la revisión médica. Luego el médico encuentra un tumor en el hígado. Si este tumor resulta ser un tipo de cáncer que comienza en las células del hígado, no es cáncer de colon que se ha propagado al hígado. Se tendría cáncer de colon (en remisión) y cáncer de hígado (dos tipos diferentes de cáncer). El tratamiento para el cáncer de hígado sería distinto al tratamiento que se recibiría si hubiera sido cáncer de colon recurrente.

Para otras personas, el melanoma puede que nunca desaparezca por completo. Estas personas puede que reciban tratamientos regularmente con inmunoterapia, terapia dirigida, quimioterapia u otros tratamientos para tratar de ayudar a mantener el cáncer bajo control. Aprender a vivir con un cáncer que no desaparece, puede ser difícil y muy estresante, ya que causa incertidumbre.

Capítulo 10

DESPUÉS DEL TRATAMIENTO

Cuidados posteriores

Aun cuando esté completo el tratamiento, los médicos querrán estar muy atentos al enfermo. Es muy importante acudir a todas las citas de seguimiento para identificar signos que indiquen que el cáncer está regresando, así como posibles efectos secundarios de ciertos tratamientos.

El programa de seguimiento deberá incluir exámenes de la piel y de los ganglios linfáticos realizados por el enfermo y el médico de forma periódica. La frecuencia de las visitas de cuidado posterior con el médico, depende de la etapa del melanoma en el momento del diagnóstico y de otros factores. Además de los exámenes, puede que se recomienden estudios por imágenes, tal como radiografías o CT, para algunos pacientes.

Por lo general, un programa típico de seguimiento para las personas con melanomas en etapas iniciales que se extirparon completamente, requiere exámenes físicos cada 6 a 12 meses durante varios años. Si los resultados de estos exámenes son normales, las visitas al médico pueden ser extendidas a una vez al año. El médico puede recomendar exámenes más frecuentes si hay muchos lunares o lunares atípicos.

En el caso de melanomas más gruesos o aquellos que se han propagado más allá de la piel, un programa típico pudiera incluir exámenes físicos cada 3 a 6 meses durante 2 años, después cada 3 a 12 meses durante los próximos años. Después de eso, se realizarán exámenes al menos una vez por año. Algunos médicos también recomiendan estudios por imágenes, como radiografías del tórax o CT cada 3 a 12 meses durante los primeros años, especialmente para las personas que tuvieron una enfermedad en etapa más avanzada.

También es importante que los sobrevivientes de melanoma se autoexaminen periódicamente la piel y los ganglios linfáticos. La mayoría de los médicos recomienda realizar el autoexamen al menos cada mes. Hay que consultar con el médico si se encuentra una nueva protuberancia o cambio en la piel, así como cualquier síntoma nuevo que persista (por ejemplo, dolor, tos, cansancio, falta de apetito). El melanoma puede a veces regresar muchos años después del primer tratamiento.

A las personas con melanoma que no desaparece completamente con tratamiento, se les asignará un programa de seguimiento que está basado en cada situación específica.

Si el melanoma regresa, el tratamiento dependerá del lugar donde está el cáncer, qué tratamientos ha recibido anteriormente y la salud general

¿Se puede padecer otro cáncer después de haber tenido melanoma?

Los sobrevivientes de cáncer pueden presentar distintas inquietudes, aunque a menudo su mayor preocupación consiste en enfrentarse nuevamente al cáncer. Si un cáncer regresa después del tratamiento, a esto se le llama recurrencia. Sin embargo, algunos sobrevivientes de cáncer pueden desarrollar un nuevo cáncer, no relacionado al primero. A este se le denomina cáncer secundario. Desafortunadamente, recibir tratamiento contra un cáncer no significa que no pueda padecer otro tipo de cáncer. De hecho, ciertos tipos de cáncer y sus tratamientos pueden estar vinculados a un mayor riesgo de ciertos cánceres secundarios.

Los sobrevivientes del melanoma de la piel pueden padecer cualquier tipo de cáncer secundario, aunque tienen un mayor riesgo de:

Otro cáncer de piel, incluyendo melanoma (diferente que el regreso del primer cáncer)

Cáncer de las glándulas salivales

Cáncer de intestino delgado

Cáncer de mama

Cáncer de próstata

Cáncer de riñón

Cáncer de tiroides

Cáncer de tejido blando

Linfoma de Hodgkin.

Capítulo 11

TERAPIAS NATURALES

Métodos complementarios y alternativos

Estos métodos pueden incluir vitaminas, hierbas y dietas especiales, u otros métodos, como por ejemplo, la acupuntura, reiki o los masajes; también, las terapias del alma.

Los métodos complementarios consisten en tratamientos que se usan junto con su atención médica habitual. Por otro lado, los tratamientos alternativos son los que se usan en lugar del tratamiento indicado por el médico. No obstante, no todos los médicos oncólogos se muestran favorables a incluir terapias naturales junto con los tratamientos químicos, pues alegan posibles interacciones. Será el enfermo, en última decisión, quién decidirá qué hacer para restablecer su salud. Puesto que nadie le puede asegurar el éxito definitivo con ninguna terapia, sea natural o química, debemos dejarle que tome sus propias decisiones sin entusiasmos excesivos, ni asustándole con posibles consecuencias.

Como una alternativa más segura y más saludable a los productos químicos tóxicos, se le recomienda emplear productos de limpieza naturales y orgánicos y productos de belleza libres de lauril sulfato de sodio, propilenglicol, timerosal, etc.

Salga al campo. El tiempo que se pasa en el campo respirando aire fresco y haciendo ejercicio de leve a moderado puede aumentar su bienestar mental, emocional y físico al aliviar la ansiedad y ayudar a eliminar las toxinas de su cuerpo.

Coma alimentos que ayuden a combatir el cáncer como verduras de hoja verde, ricas en vitaminas y minerales clave y fibra, como la espinaca y la col rizada. Las crucíferas, en general, son muy adecuadas, lo mismo que los alimentos de color rojo.

Proteínas limpias y saludables como los huevos, pescado, nueces y semillas.

Fuentes de grasas saludables como el aguacate, el aceite de oliva prensado en frío, el aceite de coco, el ghee o la mantequilla clarificada.

Alimentos ricos en antioxidantes, que incluyen bayas (moras, arándanos, bayas de goji, etc.), nueces, alcachofas, clavo de olor, bayas de acai, cacao (con moderación) y ajo.

Comidas que se deben evitar

Dado que el cáncer prospera en un ambiente ácido y tóxico, es importante eliminar cualquier alimento que aumente la inflamación en el cuerpo. Elimine los alimentos procesados, los aceites de cocina refinados o los refritos (cuidado con las freidoras), los azúcares refinados (jarabe de maíz y edulcorantes artificiales), la comida rápida y evite consumir alimentos como la carne de res alimentada con maíz, productos de maíz y soja, gluten, grasas trans, alimentos fritos, carnes frías o alimentos que tengan conservantes o nitratos añadidos.

Una mujer cuya hija estaba en las etapas avanzadas de cáncer, le dijo a su oncólogo si estaba bien darle a su hija un súper alimento llamado alga verde azul. Su médico le dijo que no había problema, que de hecho, varios de sus pacientes habían usado ese suplemento con éxito en la lucha contra el cáncer. Naturalmente, se preguntó por qué no le había contado acerca de este producto un año antes cuando acudieron a él, quizá por el miedo que tienen los pacientes de hablar a sus médicos sobre las terapias naturales.

En Estados Unidos las regulaciones del seguro excluirían tales sugerencias y podría meterse en problemas administrativos al recomendar tratamientos naturales que no sean medicamentos para el cáncer. Su consejo es controlado por una gran industria médica que hace que el dinero de las costosas drogas y tratamientos contra el cáncer revierta sobre esas industrias. Una industria que no ve favorablemente los suplementos naturales u otros tratamientos contra el cáncer, ya que no pueden patentarlos para obtener grandes ganancias. ¿La solución? Desprestigiar a las alternativas naturales y burlarse de los consumidores.

En los últimos cincuenta años, los actuales tratamientos convencionales contra el cáncer utilizados por los médicos siguen siendo la única pauta admisible y hasta las asociaciones contra el cáncer las avalan. Y eso a pesar de que nadie niega que la quimioterapia y otros tratamientos dañan las células y destruyen y debilitan el sistema inmunitario. Un mal menor –dicen-… o mayor.

Pero el problema, en primer lugar, es que el sistema inmune ya es débil y que sus células ya están dañadas. Incluso si los tumores entran en remisión, estos tratamientos dañarán otras células, que tienen más probabilidades de volverse cancerosas. El sistema inmunológico, a menos que esté respaldado por suplementos y una dieta que lo ayude a recuperarse, estará en peor forma que nunca. Si bien puede haber llevado décadas desarrollar cáncer la primera vez, la segunda vez generalmente ocurre en uno o dos años.

Otra razón por la que los médicos ignoran los tratamientos razonables, seguros y saludables para el cáncer, y recomiendan tratamientos costosos e ilógicos en su lugar, se refiere a lo que han estudiado. Aconsejan y prescriben lo que saben. Justo lo que todos hacemos.

Así que acudimos a ellos y obtenemos aquello que les han enseñado. Todos suponemos que harán lo mejor que puedan por nosotros, pero, de hecho, solo hacen lo que el sistema les enseña, promueve y les permite hacer. Esto último les condiciona.

Vean este informe:

En una encuesta realizada a 79 oncólogos del Centro Oncológico McGill University en Canadá, 64 dijeron que no consentirían el tratamiento con cisplatino, un fármaco de quimioterapia común, mientras que 58 oncólogos dijeron que rechazarían todas las pruebas actuales llevadas a cabo por su establecimiento. ¿Por qué? "La ineficacia de la quimioterapia y su grado inaceptable de toxicidad" –dijeron.

Los médicos de hoy no son muy diferentes de lo que eran hace 150 o 200 años. En aquel entonces, la práctica común era que los pasantes y los médicos que trabajaban en cadáveres caminaran por el pasillo hasta llegar al paritorio y ayudaran a dar a luz a un bebé sin lavarse las manos. Muchas mujeres murieron a causa de las infecciones posteriores. Finalmente, un médico a cargo de una clínica descubrió lo que estaba sucediendo y les hizo que se lavaran las manos. Las infecciones se detuvieron. Cuando publicó sus resultados, la profesión médica se indignó. Su respuesta es que los buenos doctores no pueden ser la causa de algo como esto. El doctor fue condenado al ostracismo y despedido. Se fue a otro lado y repitió el experimento. De nuevo, las muertes descendieron. Una vez más anunció los resultados, y de nuevo la profesión médica se levantó contra él. Al final de la historia, él perdió todo, enloqueció por la tragedia de todo, y eventualmente, según cuenta la historia, se suicidó. En pocas palabras: no espere que un médico que trabaja dentro del sistema critique aquello que hace. Los riesgos son muy grandes para él.

Sobre la terapia natural

Otra ventaja de los productos naturales es que no tiene que evitar la quimioterapia o la radioterapia para recibir sus beneficios. De hecho, los suplementos nutricionales son bastante útiles cuando se usan junto con quimioterapia, radioterapia y cirugía. Los mejores trabajan para apoyar al cuerpo para que la radiación y la quimioterapia realmente funcionen mejor. Además, el sistema inmunitario será más fuerte y más capaz de evitar que el cáncer vuelva a desarrollarse. Pero si esto tiene sentido y finalmente el enfermo sale beneficiado, ¿cuál es la razón para que los médicos no los utilicen? Quizá desconocimiento, a fin de cuentas, tienen que emplear cosas que no estudiaron y que mayoritariamente no entienden ni conocen.

Pero el enfermo no está exento de responsabilidad, pues la mayoría solo admiten quimioterapia y radioterapia, y tampoco apoyan la lucha de su cuerpo contra el cáncer de otras maneras. Por eso, con demasiada frecuencia, el cáncer no se destruye o regresa poco tiempo después. Si el sistema inmune ha sido aniquilado por la quimioterapia o la radiación, el cáncer está destinado a invadir el cuerpo incluso más rápido que antes.

Así que recomendamos encarecidamente buscar otras opciones después de que los médicos den por terminada la terapia convencional y digan que no hay nada más que puedan hacer. Tiene más sentido corregir las causas subyacentes del cáncer desde el principio cuando las probabilidades son mucho mejores. Especialmente con suplementos naturales que no pueden hacer daño y solo pueden ayudar. Tampoco harán que la quimioterapia o la radioterapia sean menos efectivas. En cambio, amplifican el poder de cualquier tratamiento contra el cáncer que pueda estar haciendo atacando el cáncer de otras maneras o apoyando la salud del cuerpo y del sistema inmunitario. Por ejemplo, los estudios de investigación han demostrado que cuando se oxigenan las células cancerosas, la radioterapia es más efectiva para matar esas células pues son anaerobias. Y el beta glucano, cuando se usa junto con algunos tipos de quimioterapia, produjo una mejoría notable sobre la quimioterapia sola.

Ciertamente, algunas personas superan el cáncer solamente con quimioterapia o radioterapia, pero hay demasiadas muertes por cáncer. No usar suplementos naturales para combatir el cáncer es como estar en una lucha de vida o muerte y elegir luchar con una mano atada a la espalda. A no ser que quiera llevarse todos sus ahorros a la tumba o la incineradora, no vemos la razón para no gastar algo –muy poco- en remedios naturales.

Esta es siempre una pelea que no se quiere perder. Cuanto más apoyo se brinde al cuerpo, mejor manejará los posibles efectos secundarios de la quimioterapia y la radioterapia, y mejor estará el organismo para combatir el cáncer.

Un acercamiento natural al cáncer se basa en hacer que el cuerpo esté saludable. Para fortalecer un sistema inmune agotado, desgastado y sin energía que no es capaz de matar las células cancerosas tan rápido como se están multiplicando, se necesita un cuerpo fuerte en su conjunto.

Un problema es que hay muchos suplementos naturales que tienen propiedades anticancerígenas, y la elección de decidir qué es lo mejor para usar puede ser abrumadora.

De acuerdo con la física cuántica, existe un campo de energía unificado sin tiempo y espacio que subyace a la realidad física. Todo está conectado a ese campo y no debemos anularlo para tratar de solucionar enfermedades locales. Ahora la medicina natural no es aquella que empleaban nuestras abuelas, sino algo que cuenta con miles de investigadores en todo el mundo y millones de usuarios. Es en parte empírica y en parte objeto de estudio. Cualquier suplemento ha sido probado en millones de personas y descalificarlos a todos, como hacen algunos médicos, es solamente una consecuencia de la ignorancia.

La primera estrategia, es centrarnos en mejorar la oxigenación de las células sanas y utilizarla para eliminar las células cancerosas o provocar su muerte natural. Por eso, aprender a respirar es esencial... y gratuito.

Un caso verídico

"A finales de junio de 2011, mi madre, de 73 años, fue diagnosticada con cáncer de colon en estadío IV. El médico nos dijo que tenía un tumor en el intestino, un tumor en el hígado y otro en el páncreas. El tumor en el intestino lo estaba obstruyendo, pero no lo eliminaron porque no querían esperar a que se recuperara de una cirugía mayor antes de poder comenzar la quimioterapia. Solo hicieron una intervención quirúrgica dándole una colostomía. El médico nos dijo que la supervivencia media para el cáncer de colon en estadío IV es de dos años.

Le recomendaron un tratamiento natural y yo era muy escéptico al principio, pero pensé, bueno, qué importa, si tiene un cáncer en etapa final, ¿qué tiene que perder? Como tantas otras personas, no le dije nada al oncólogo sobre este tratamiento. Tal vez tengan miedo de que el médico se niegue a tratar al enfermo, o intente convencerla de que no lo tome, simplemente no lo sé. No es que estén buscando una alternativa a la quimioterapia porque es posible que deba tomarla, pero también saben (por la muerte de amigos) que la quimioterapia a veces no es suficiente.

Según el médico de mi madre, una serie de 12 tratamientos de quimioterapia es el protocolo mínimo para un paciente cuyo cáncer de colon ha sido extirpado quirúrgicamente. Mi madre se curó y el médico quedó sorprendido por la respuesta rápida. ¿Podría ser por el tratamiento natural, por la quimio o por ambas cosas? Su respuesta ha sido tan buena que la programan para una cirugía después de Navidad para revertir la colostomía y eliminar la masa obstructiva (ahora solo tejido cicatricial) de su intestino".

Otro caso

"Hace 8 meses a mi novio, Pete, le dieron unos meses de vida, el melanoma se estaba extendiendo rápidamente por su cuerpo y se había establecido en los ganglios linfáticos y el hígado. Querían quitarle los ganglios linfáticos y cortarle una sección de su hígado, y luego volver a someterlo a la quimioterapia. Pero quería intentarlo con un tratamiento natural y rechazó el tratamiento convencional. (Debe quedar claro que no estamos aconsejando que rechace los tratamientos convencionales). Con los suplementos queríamos desintoxicar, limpiar, oxigenar, alcalinizar y apoyar el sistema inmunológico. También hizo cambios en la dieta y en la mentalidad. Y 8 meses después, está libre de cáncer. Tiene mucha energía, ya no se duerme la mitad del día y espera vivir en lugar de prepararse para morir".

DETALLE DE LOS REMEDIOS NATURALES PARA EL TRATAMIENTO Y PREVENCIÓN DEL MELANOMA

Ya sea que se utilicen junto con las terapias estándar o por sí mismas, estas terapias naturales pueden ayudar al cuerpo en el proceso terapéutico y proporcionar un alivio muy necesario de las dificultades de la enfermedad. A continuación, se muestran algunos remedios adicionales que pueden ofrecer beneficios terapéuticos y alivio para los síntomas de cáncer de piel.

Flavonoides

Efecto protector de la quercetina y luteolina en células de melanoma humano HMB-2. Se informa que los efectos multifuncionales de los flavonoides están marcadamente relacionados con su estructura y los grupos funcionales en la molécula. Se investigó el potencial de eliminación de radicales libres de ADN de quercetina y luteolina frente a H2O2 y su efecto clastogénico solo y en combinación con melfalán (MH) en células de melanoma HMB-2 humano. La frecuencia elevada de aberraciones cromosómicas inducidas por HM, que a dosis altas han mostrado una variedad de efectos secundarios tóxicos, se redujo estadísticamente por los flavonoides estudiados con respecto al control.

Té verde

La quimioprevención por agentes naturales presentes en alimentos y bebidas ha demostrado beneficios en ciertos cánceres, incluido el cáncer de piel no melanoma. Se han estudiado los efectos antiproliferativos de epigalocatequina-3-galato (EGCG), el principal antioxidante polifenólico presente en el té verde. Se encontró que el tratamiento con EGCG da como resultado una disminución, dependiente de la dosis, en la viabilidad y el crecimiento de ambas líneas celulares de melanoma. Curiosamente, a concentraciones similares de EGCG, los melanocitos normales no se vieron afectados. El tratamiento con EGCG de las líneas celulares de melanoma dio como resultado una disminución de la proliferación celular (evaluada mediante los niveles de proteína Ki-67 y PCNA) y la inducción de apoptosis. También inhibió significativamente la capacidad de formación de colonias de las células de melanoma estudiadas. Los datos sugieren que EGCG provoca una inducción significativa de la detención del ciclo celular y la apoptosis de las células de melanoma. Por lo tanto, EGCG, solo o junto con las terapias actuales, podría ser útil para el tratamiento del melanoma.

Soja y selenio

La suplementación dietética con proteína de soja con alto contenido de selenio reduce la metástasis pulmonar de las células de melanoma en ratones.

El efecto de la proteína de selenio (Se) de soja sobre la metástasis pulmonar de las células de melanoma, se investigó en ratones machos. Se concluyó que la proteína de soja con alto contenido de Selenio tiene un mayor efecto inhibidor que la proteína de soja con bajo contenido sobre la metástasis pulmonar de las células de melanoma en ratones.

Muérdago

Estudio retrospectivo de pacientes con melanoma maligno tratados con extractos de muérdago. El objetivo de la presente investigación fue analizar el tiempo de supervivencia y la tasa de supervivencia de todos los pacientes con melanoma maligno que habían sido asesorados en el Tumorambulanz Herdecke del Community Hospital Herdecke.

284 pacientes con melanoma se incluyeron en un estudio de cuestionario retrospectivo. Solo se consideraron para el análisis aquellos pacientes en los que se conocían los factores pronósticos de histología, localización del tumor y nivel de Clark. 66 de ellos habían recibido tratamiento con muérdago y 7 no; en los 21 pacientes restantes no había información sobre si se había administrado o no tratamiento de muérdago.

La media del tiempo de supervivencia entre los pacientes tratados con muérdago fue de 14,1 años y las tasas de supervivencia a 5 y 10 años fueron 80 y 68% para los pacientes tratados con muérdago, respectivamente. La tasa de supervivencia a 5 años de los pacientes tratados con muérdago es comparable a la de los pacientes sin terapia de muérdago, mientras que la tasa de supervivencia a 10 años es un poco menor. Esto puede deberse al hecho de que el 33% de los pacientes sufría de ganglios linfáticos y / o metástasis a distancia ya antes. Además, el 50% de los pacientes tenían melanoma de nivel IV de Clark en contraste con el 22% o 31% en el grupo testigo. A pesar de las reservas teóricas contra el tratamiento del muérdago en pacientes con melanoma, nuestro análisis retrospectivo no mostró ninguna pista sobre las desventajas del tratamiento con muérdago. Por lo tanto, un estudio prospectivo controlado debería demostrar la eficacia de una terapia de muérdago en pacientes con melanoma maligno.

SUPLEMENTOS

La investigación con vitaminas o suplementos para la prevención o el tratamiento del melanoma es aún muy nueva, por lo tanto, no se pueden hacer declaraciones triunfalistas. Sin embargo, es interesante señalar que ciertas hierbas o suplementos tienen actividad anti-melanoma en los tubos de ensayo.

Aquí hay algunas opciones que pueden ser útiles, con o sin la terapia convencional:

VITAMINA C

Un experimento sobre la asociación entre la vitamina C dietética y el riesgo de melanoma cutáneo en una población del norte de Italia, proporcionó resultados que sugieren una posible actividad protectora de la ingesta de vitamina C contra el melanoma cutáneo, especialmente cuando va unida a un flavonoide.

VITAMINA D

Dado que ya sabemos que muchos cánceres, enfermedades cardiovasculares, diabetes, esclerosis múltiple y posiblemente autismo (disminución de la vitamina D activada en el cerebro) parecen estar obstaculizados / prevenidos por niveles adecuados de vitamina D, parecería ser una recomendación segura, si no una medida de salvamento, para prescribir. También sería recomendable algo de exposición al sol sin protección –mejor a primera hora de la mañana- y suplementos de vitamina D para aquellos con riesgo de cáncer de piel, especialmente melanoma. Sabemos que hay muchos factores involucrados en la formación del melanoma, incluida la genética, la exposición temprana al sol, la dieta, el tabaquismo, el uso de protectores solares, el color de la piel, la latitud y el país donde vivimos, los cambios atmosféricos en el tiempo en este planeta, etc., también es posible que la deficiencia de vitamina D sea un factor adicional.

Se ha observado que las personas que han tenido cáncer de células basales o células escamosas son las mismas personas que más evitan el sol, usan la mayor cantidad de protector solar y corren un gran riesgo de deficiencia de vitamina D y ya sabemos que la deficiencia de vitamina D aumenta la aparición de melanoma   y su recurrencia.

GERMEN DE TRIGO

El extracto de germen de trigo fermentado mejora la supervivencia de pacientes con melanoma de piel de alto riesgo. En un estudio clínico en fase II con un seguimiento de 7 años, realizado por Cancer Biother Radiopharm en 2008, el extracto de germen de trigo fermentado se considera un adyuvante en el tratamiento de pacientes con melanoma de piel de alto riesgo. En varios estudios se insiste en que ayuda a regular el metabolismo celular, inhibe el metabolismo de la glucosa oxidativa y mejora muchos mecanismos de regulación del sistema inmune.

La exposición recreativa al sol y las quemaduras solares son causales para el melanoma, pero el riesgo está fuertemente determinado genéticamente. Los consejos de promoción de la salud sobre la protección solar deben estar dirigidos a personas susceptibles (piel pálida, pecas, gran cantidad de nevos melanocíticos y antecedentes familiares), aunque no excluye que el resto de la población también puede verse afectada.

Lo que parece probable es que las personas sensibles al sol tienen niveles más bajos de vitamina D y que, en la práctica, es muy difícil para esas personas alcanzar niveles suficientes sin la suplementación, al menos en el Reino Unido y países del norte. Es por ello que las personas susceptibles al sol y por tanto al melanoma, deben ser advertidas de evitar la insuficiencia con la administración de suplementos.

La vitamina D es antiproliferativa in vitro para algunas líneas celulares de melanoma y se ha observado que los niveles séricos más bajos de 25-hidroxivitamina D2 / D3 en el momento del diagnóstico, se asocian con tumores más gruesos y peor pronóstico. En el Reino Unido, los pacientes con melanoma, comúnmente tienen niveles sub-óptimos de 25-hidroxivitamina D2 / D3 en y después del diagnóstico.

MELATONINA

La melatonina es una indoleamina –una hormona–
sintetizada en la glándula pineal y, después de su
liberación en la sangre, posee un amplio repertorio de
actividades biológicas, que incluyen propiedades
antitumorales. En un estudio, se encontró que redujo
el crecimiento de las células de melanoma humano
SK-MEL-1.

El efecto antiproliferativo se asoció con una alteración
en la progresión de las fases del ciclo celular y
también con un aumento en la actividad de tirosinasa,
la enzima reguladora clave de la melanogénesis.

ASHWAGANDHA

El extracto de la raíz de *Withania somnifera* tiene un
potente efecto citotóxico contra las células del
melanoma maligno humano.

Otros efectos medicinales:

Inmunoestimulante, Antiséptico, Antitumoral,
Antiestrés, Hepatoprotector, Afrodisíaco.

Adaptógeno, Tónico, Sedante, Hipotensor,
Antiinflamatorio.

Estrés, Nerviosismo e Insomnio, Esclerosis múltiple y
Fibromialgia.

Alzheimer, Anemia, Artritis, Asma, Herpes,
disfunción eréctil, excesos de colesterol, fiebre,
Leucocitosis, Sífilis.

Fatiga, convalecencia, Anemia, Infertilidad.

Toxicidad:

Media. Puede incrementar los efectos de los barbitúricos.

CÚRCUMA *(Curcuma longa)*

Se emplea como tónico estomacal pues estimula la producción de jugos gástricos, siendo adecuado para abrir el apetito y en la hipoclorhidria. Es colagoga, carminativa y reduce el colesterol. Es un potente antiinflamatorio, antioxidante y con efectos anticancerígenos.

Toxicidad:

Tiene efecto anticoagulante.

Curcumina

La curcumina es un extracto de la cúrcuma y pudiera ser que tenga más efectos beneficiosos que la propia raíz e interfiera con las células del melanoma. Las pruebas en laboratorio muestran que la curcumina logra que las células del cáncer de piel con melanoma tengan más probabilidades de autodestruirse mediante apoptosis. El mismo equipo de investigación ha descubierto que la curcumina ayudó a detener la propagación de las células tumorales del cáncer de mama en ratones, suprimiendo dos proteínas que las células tumorales usan para mantenerse inmortales. Las personas que comen mucha cúrcuma tienen tasas más bajas de algunos cánceres.

Los efectos antiproliferativo y proapoptótico inducidos por la curcumina en células de melanoma están asociados con la supresión de la actividad de la kinasa IkappaB y del factor nuclear kappaB, este último desempeña un papel central en la supervivencia y proliferación celular en el melanoma humano.

CORDYCEPS

El Tochukasu, es el nombre japonés para el hongo tibetano *Cordyceps sinensis*.

En relación a su efecto sobre el cáncer, muchos oncólogos recomiendan el uso de los Cordyceps como tratamiento complementario a los convencionales y en varios casos fue capaz de inhibir el crecimiento de un tumor existente o eliminarlo completamente. En los pacientes sometidos a quimioterapia y radiación, el cuerpo consiguió un nuevo impulso de la energía cuando consumieron Cordyceps en el curso del tratamiento.

La cordycepina administrada por vía oral inhibe el crecimiento celular del melanoma en ratones, sin efectos adversos.

Otros usos medicinales:

Se le recomienda para el tratamiento de la artritis reumatoide, lumbago y osteoporosis.

Tiene una función antifatiga, ya que aumenta la resistencia al esfuerzo en altura. Ha sido utilizado por atletas chinos con excelentes resultados.

Mejora la función de los riñones, tiene efecto diurético, mejora las nefropatías.

Su acción sobre el sistema reproductor, una de las causas del envejecimiento, se debe a que aumenta la secreción de hormonas sexuales e inhibe el aumento de la enzima monoaminoxidasa (MAO). Se recomienda, pues, para la astenia sexual, impotencia y frigidez.

Los Cordyceps se dice que poseen actividad hipoglucemiante y que son capaces de controlar los niveles de azúcar en la sangre, asegurando que no caiga por debajo de los niveles médicamente aceptables.

Se cree que actúa como antidepresivo por su efecto IMAO.

AJO

Allium sativum

Se encontró un efecto citotóxico del extracto de ajo y sus fracciones en la línea celular de melanoma Sk-mel3. El departamento de Ciencia e Investigación, de la Universidad Islámica de Azad, Teherán (Irán), fue el encargado de experimentar estos efectos.

En este estudio, los extractos de ajo indujeron una actividad citotóxica significativa en la línea celular Sk-mel3, por lo que ajo parece ser un buen candidato como agente antitumoral contra el melanoma.

Es antiséptico, balsámico, antihelmíntico, hipotensor y diurético. Se le reconocen propiedades como rejuvenecedor y restaurador arterial. Su mejor aplicación es para la arteriosclerosis, los zumbidos de oído, la hipertensión arterial y la pérdida de memoria en la vejez. Es eficaz también por su efecto antibiótico en las enfermedades del aparato bronquial, ya que al eliminarse por el aliento ejerce un efecto local muy poderoso como bactericida.

Se le reconocen propiedades contra el cáncer y la mejora del sistema inmunológico. Mejora también la diabetes, la gripe y los enfriamientos, teniendo en estos casos un efecto bactericida potente. Elimina los parásitos intestinales, previene la trombosis y alivia la claudicación intermitente. Ayuda a reducir los ataques de asma alérgica, recomendándose para el tratamiento del SIDA.

En el mercado de la herbodietética existen perlas a base de su aceite o incluso con ajo puro pulverizado y seco, las cuales nos pueden servir para utilizarlo con eficacia sin que notemos su profundo olor en el aliento.

Toxicidad:

No tiene toxicidad, pero su tolerancia gástrica es mala.

No debe ser consumido por las mujeres lactantes, ya que provoca cólicos en los bebés.

Por sus propiedades anticoagulantes debe evitarse su consumo por personas que estén con tratamiento médico con estos medicamentos.

TÉ VERDE

Camelia sinnensis

Posee propiedades antioxidantes, anticancerígenas, antiinflamatorias, termogénicas, prebióticas y antimicrobianas. Se emplea en la distrofia muscular, las cardiopatías, y para frenar el desarrollo de los tumores en general al inhibir la acción de la uroquinasa.

El galato de epigalocatequina, uno de sus componentes, es un polifenol antioxidante que puede tener beneficios para la salud como suplemento nutricional para el cáncer, la aterosclerosis, el control del azúcar en la sangre, la infección por el virus HPV y las enfermedades neurodegenerativas. Las substancias responsables de este efecto son las catequinas, en particular la epigalocatequina-3-galata (EGCG).

Sin embargo, es importante que en el procesamiento de las hojas de Camelia sinnensis para la producción de té verde, estas sean enrolladas y puestas a secar de un modo que minimiza su exposición al oxígeno, previniendo así la oxidación de sus principios activos. Este sería el té verde. Cuando, por el contrario, las hojas son molidas y expuestas al oxígeno sus compuestos polifenólicos se oxidan, polimerizan, etc., convirtiéndose en un producto bien distinto: el té negro.

Las catequinas, entre otros varios flavonoides, fueron generadas por las plantas en el curso de la evolución como protección contra factores ambientales dañinos (insectos, hongos, radiación, luz ultravioleta) y sus predadores herbívoros naturales. Algunos de estos factores de protección constituyen auténticas fitotoxinas, otros son antioxidantes o bien alcaloides. Tres gramos de té verde de buena calidad sometidos a infusión con agua caliente a 80 grados centígrados rinden unos 300mg de catequinas y otros polifenoles como quercetina, miricetina y campferol, así como unos 40mg de teobromina y cafeína.

Los polifenoles tienen una documentada capacidad antioxidante y han demostrado proteger al ADN del daño oxidativo, lo cual explica algunos de sus efectos inhibidores de la carcinogénesis. Al mismo tiempo, de manera semejante al doble comportamiento del ácido ascórbico (que funciona como antioxidante para las células sanas pero como donante de H2O2 para las células transformadas), la capacidad citolítica e inductora de la apoptosis sobre células cancerosas ya formadas que tienen los polifenoles del té verde parece deberse, al menos in vitro, a una actividad pro-oxidante selectiva. Existe ahora abundante evidencia experimental que sugiere que la epigalocatequina-3-galata interrumpe a nivel celular la proliferación de diversos cánceres (incluyendo mama, páncreas, hígado, colon, orofaringe, fibrosarcomas).

En modelos animales la EGCG inhibe la carcinogénesis en varios estadios en líneas celulares de próstata, vejiga, esófago, estómago, pulmones, piel, hígado, páncreas y vejiga. A través de ensayos inmunohistoquímicos se ha podido determinar que la EGCG -en apropiadas dosis- aumenta el índice apoptótico en el interior de los tejidos tumorales un 50-90%, al tiempo que disminuye el índice de proliferación, así como la densidad capilar (es decir, inhibe la neo-angiogénesis o formación de nuevos vasos sanguíneos en el estroma que sostiene a las células tumorales).

MUÉRDAGO

Viscum album

Hipotensor, espasmolítico y antitumoral por su contenido en lectinas, es un remedio muy eficaz para todos los procesos tumorales, en especial los que se asientan en la cabeza. Algunos especialistas lo aplican in situ, mediante inyecciones, lo que permite emplear dosis más altas y disolver mejor los tumores localizados. También se emplea con eficacia en la hipertensión, la arteriosclerosis y los acúfenos.

Tiene efectos antiepilépticos y diuréticos. Tiene sinergia con el olivo en la hipertensión.

Toxicidad:

Su grado de toxicidad es medio. En la actualidad, al tratarse de una especie vegetal en peligro de extinción, su uso está muy restringido.

NICOTINAMIDA

La nicotinamida mejora la reparación del daño del ADN inducido por la radiación ultravioleta en los melanocitos primarios. Los investigadores estudiaron a pacientes mayores, de alto riesgo, con al menos dos cánceres de piel no melanoma durante los cinco años anteriores, que tomaron 500 mg de nicotinamida dos veces al día durante un año. Al final del período de estudio de un año, las nuevas tasas de cáncer de piel no melanoma habían bajado un 23 por ciento en el grupo de nicotinamida, en comparación con el grupo de placebo. Este suplemento vitamínico también pareció reducir el número de parches gruesos y escamosos de la piel que pueden convertirse en cáncer.

QUERCETINA

Este flavonoide es empleado para la hipertrofia de próstata, la alergia, la salud de los vasos sanguíneos y para aumentar el rendimiento deportivo.

Se trata de un pigmento vegetal que se encuentra en muchos alimentos, como cebollas, manzanas, bayas, té, uvas y vino tinto. No es un nutriente, pero se clasifica como un flavonoide, algo que en un principio se consideró una vitamina bajo el nombre genérico de Rutina, vitamina P y vitamina C2, en este último caso por su efecto favorable a la absorción de la vitamina C. La quercetina oral se absorbe relativamente bien y se metaboliza principalmente a isorhamnetin, tamarixetin y kaempferol.

La quercetina tiene potencial antitumoral en estudios de laboratorio y tiene potencial para ser útil en diversos cánceres, incluido el cáncer de páncreas. Posee actividad antimutagénica y antioxidante.

En un estudio que se realizó para evaluar la actividad antimutagénica de la quercetina, junto al ácido ascórbico, encontraron un efecto significativo en este sentido. La actividad antioxidante in vitro de la quercetina fue mejor que el ácido ascórbico en todos los sistemas de prueba utilizados, aumentando su efecto juntos. El estudio indicó que la actividad antimutagénica de la quercetina no era únicamente responsable por su naturaleza antioxidante, y la actividad de eliminación de radicales libres in vitro de la quercetina se correlacionó bien con la actividad antimutagénica.

Q10

Niveles bajos de coenzima Q10 en plasma es un factor de pronóstico independiente para la progresión del melanoma.

El Departamento de Dermatología de la Universidad Católica del Sagrado Corazón de Roma, encontró niveles plasmáticos anormalmente bajos de coenzima Q10 en pacientes con cáncer de mama, pulmón o páncreas. Se realizó un estudio prospectivo de pacientes con melanoma para evaluar la utilidad de los niveles plasmáticos de CoQ10 y predecir el riesgo de metástasis y la duración del intervalo libre de metástasis.

CONCLUSIONES: El análisis de nuevos hallazgos sugiere que los niveles basales de CoQ10 en plasma son un factor de pronóstico poderoso e independiente que se puede utilizar para estimar el riesgo de progresión del melanoma.

ROMERO

Rosmarinus officinalis

El extracto de romero contiene carnosol, un diterpeno fenólico que tiene propiedades antioxidantes y anticarcinógenas.

Otros usos medicinales

Carminativo, hipertensor, colagogo, antirreumático. Una extraordinaria planta comparable al popular Ginseng y que se emplea en decaimientos, hipotensión, insuficiencia biliar, amenorrea y espasmos digestivos. Mejora la memoria, estimula el sistema nervioso y tiene efectos contra el exceso de colesterol.

RESVERATROL

El Resveratrol se encuentra en la piel de las uvas y es considerado como un buen antioxidante, aunque sus virtudes están exageradas por los vendedores de vino. En octubre de 2017 se obtuvo alguna evidencia del efecto de esta molécula en la disminución de características de la senescencia replicativa en células, tales como el aumento de factores de empalme de ARNm y el alargamiento de los Telómeros.

ARBOL DE TÉ

Melaleuca alternifolia

El aceite con terpinen-4-ol, el componente principal de Melaleuca alternifolia, inhibe el crecimiento in vitro de células de melanoma humano.

En un estudio in vitro, se analizó la potencial actividad antitumoral del aceite de árbol de té, contra células de melanoma humano M14 WT y sus equivalentes resistentes a fármacos, las células resistentes a adriamicina M14. Tanto el aceite complejo (aceite de árbol de té) como su principal componente activo terpinen-4-ol, fueron capaces de inducir la apoptosis dependiente de caspasa de células de melanoma y este efecto fue más evidente en la población de células variantes resistentes. Los análisis de congelación y microscopía electrónica de barrido sugirieron que el efecto del petróleo crudo y del terpinen-4-ol estaba mediado por su interacción con la membrana plasmática y la subsiguiente reorganización de los lípidos de la membrana. En conclusión, el aceite de árbol de té y el terpinen-4-ol pueden afectar el crecimiento de las células de melanoma humano M14 y parecen ser más eficaces en sus variantes resistentes.

EXTRACTO DE BERENJENA

Un estudio publicado por investigadores británicos en el International Journal of Dermatology, demostró que una crema con una concentración de 0.005 por ciento de glicósidos de solasodina, un compuesto derivado de la berenjena, es una terapia segura y efectiva para la queratosis y los carcinomas de células basales en etapa inicial y carcinomas de células escamosas.

ACEITES DE INCIENSO Y MIRRA

Desde hace cientos de años, la mirra se ha utilizado para tratar una amplia gama de enfermedades. En un momento de la historia, la mirra era tan preciosa que su valor estaba determinado por su peso en oro. No es extraño que los Reyes Magos que llegaron al pesebre, obsequiaran al niño Jesús con oro, incienso y mirra.

Hay una investigación limitada sobre el uso de mirra, pero un estudio de 2013 encontró que el uso de aceites de incienso y mirra en líneas de cáncer de células basales (líneas celulares A549), parece ayudar a estimular la apoptosis o muerte celular de estas células cancerosas de la piel. Aunque prometedor, los investigadores señalaron que se necesitan más estudios.

El aceite de Mirra se aplica mejor mezclado con un aceite portador como el aceite de coco, jojoba, almendra o semilla de uva.

El aceite de incienso se puede aplicar directamente sobre la piel como un aceite esencial o como un ungüento para ayudar a aliviar los síntomas del cáncer de piel.

ENZIMAS PANCREÁTICAS

Estas enzimas son importantes para controlar la inflamación, optimizar el flujo sanguíneo, impulsar el sistema inmunitario y ayudar a prevenir el cáncer.

PREBIÓTICOS

Alimentar el cuerpo con prebióticos ayuda a estimular las bacterias intestinales saludables.

NUEVOS SUPLEMENTOS

En la primera mitad de 2010, se descubrieron suplementos naturales contra el cáncer que obtuvieron buenas calificaciones y aún mejoraron en 2011, pero aunque mejoran en gran medida las probabilidades de vencer al cáncer, especialmente cuando es muy avanzado, no están incorporados en los tratamientos convencionales.

También se insistió en que las pruebas de marcadores de sangre en el cáncer, las pruebas de PSA e incluso las exploraciones, no son determinantes. Las pruebas de PSA y los marcadores tumorales del cáncer, cuentan erróneamente las células cancerosas muertas como parte de su puntaje. Por lo tanto, cuanto más rápido se mate el cáncer, mayor será el puntaje, pero como se ha explicado, cuando se mata el cáncer rápidamente y se evita la inflamación, los tumores crecerán, pues el sistema inmune usa la inflamación para deshacerse de esas células cancerosas muertas y evitar que se propaguen. Pueden estar casi todas las células cancerosas muertas y llevar a los médicos a un triunfalismo precipitado, pero aún así aparecerán más tarde.

BETA GLUCANOS

Los ß-glucanos son polímeros de glucosa (polisacáridos) de elevado peso molecular que se encuentran de forma natural en la pared celular de diversos organismos vivos como bacterias, levaduras, hongos, así como en cereales como avena y cebada. Los ß-glucanos son inocuos y actualmente son utilizados por las empresas de alimentos como agentes texturizantes. Además, antecedentes científicos sugieren que, dependiendo de su estructura fisicoquímica y de su origen, su consumo se asociaría a efectos beneficiosos para la salud del ser humano como la disminución de la concentración plasmática de colesterol total y la reducción del índice glicémico de los alimentos que lo incluyen. Sin embargo, el efecto de los ß-glucanos de levadura sobre la estimulación de la respuesta inmune, aún está en discusión.

Debido a sus efectos potenciales sobre la salud, la industria de alimentos ha utilizado cada vez más los ß-glucanos para el desarrollo de alimentos funcionales. Además, sus propiedades reológicas (cambiar algo) han estimulado su incorporación a distintas matrices alimentarias con el objetivo de mejorar la estabilidad, textura y vida útil del alimento, en remplazo de ciertos aditivos o agentes texturizantes artificiales.

En los cereales, los ß-glucanos se encuentran concentradas en las paredes celulares del endospermo, cuyo desarrollo es dependiente de las condiciones geoclimáticas; estas, por lo tanto, inciden en el contenido de ß-glucano del cereal. Entre los cereales que poseen mayor contenido de ß-glucanos (en g por 100 g de peso seco) está la cebada (2-20 g, con 65% hidrosoluble), seguida por la avena (3-8 g, con 82% hidrosoluble). Otros cereales también lo contienen, pero en cantidades mucho menores, tales como el sorgo (1.1 a 6.2 g), el centeno (1.3 a 2.7 g), el maíz (0,8-1,7 g), el triticale (0,3-1,2 g), el trigo (0,51-1,0 g), y el arroz (0,13 g). Otras fuentes de ß-glucanos son algunos tipos de algas y de setas como el Reishi, Shiitake y Maitake.

Los ß-glucanos no son digeribles en el intestino delgado del ser humano debido a que no existen enzimas pancreáticas o intestinales capaces de degradarlas, por lo cual son clasificados como fibra dietética soluble. Los ß-glucanos de levaduras y hongos, a pesar de poseer enlaces y ramificaciones similares, difieren en la longitud de sus cadenas, siendo más largas en las levaduras.

Los beta-glucanos y su importancia para la salud

Los hongos shiitake y maitake son particularmente conocidos ampliamente por la comunidad médica de todo el mundo, por sus potenciales beneficios en el tratamiento de enfermos crónicos de cáncer. Los componentes principales de estos hongos contienen polisacáridos y péptidos PSK y PSP, estimulantes del sistema inmunológico e inhibidores de la replicación celular maligna.

Dentro de la medicina alternativa y natural, estos tratamientos con glucanos, han adquirido fama por traer beneficios sin efectos colaterales, que pueden derivarse de los tratamientos tradicionales de quimioterapia.

Durante las últimas décadas del siglo XX y principios del XXI, los tratamientos con beta-glucanos se han puesto en el ojo de la medicina mundial. La capacidad de estos glucanos para hacer enlaces moleculares, permite que se balanceen con otros compuestos carbónicos. Estas cadenas de enlaces moleculares son benéficas para la asimilación del sistema inmunológico de los compuestos que lo fortalecen para combatir enfermedades degenerativas, que lo afectan radicalmente sin darle tiempo a restablecerse.

Según los hallazgos científicos para la mayor efectividad de la molécula de beta-glucano, conviene que ésta no contenga ninguna impureza, ni esté contaminada por otros elementos que alteren su cadena.

Contraindicación

TIROSINA

Al completar la investigación sobre el suplemento de tirosina, hay alguna referencia al cáncer de piel con melanoma. La referencia establece que las personas con melanoma no deben tomar L-tirosina, quizá porque estimula la melanogénesis. No hay nuevos datos sobre ello.

Cómo mejorar las cualidades cognitivas

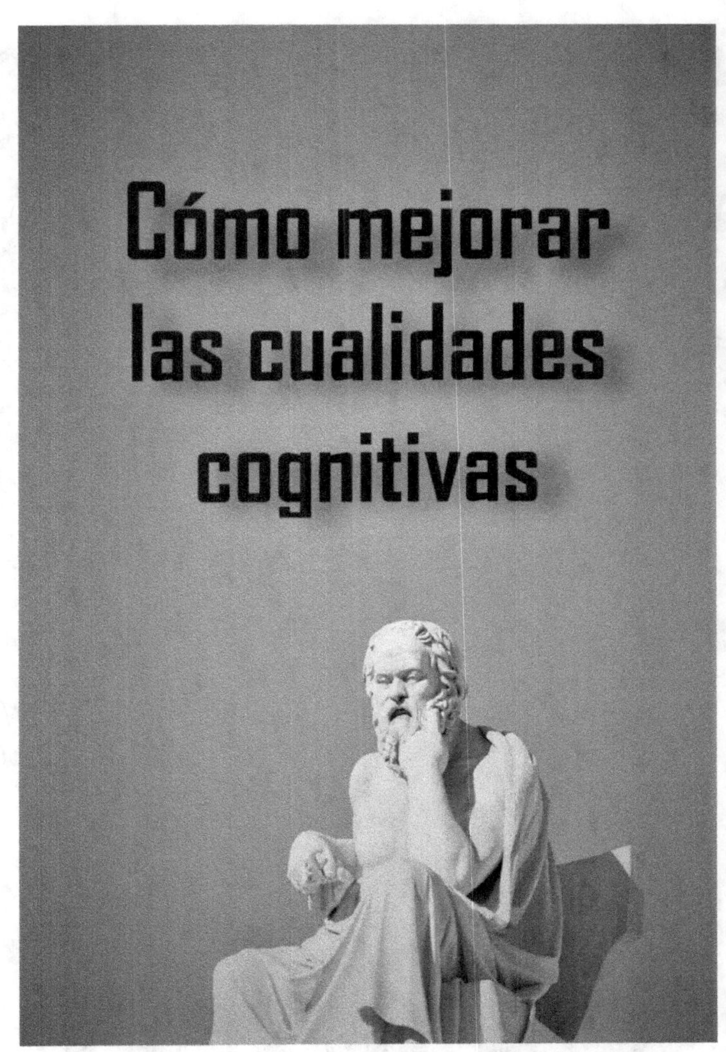

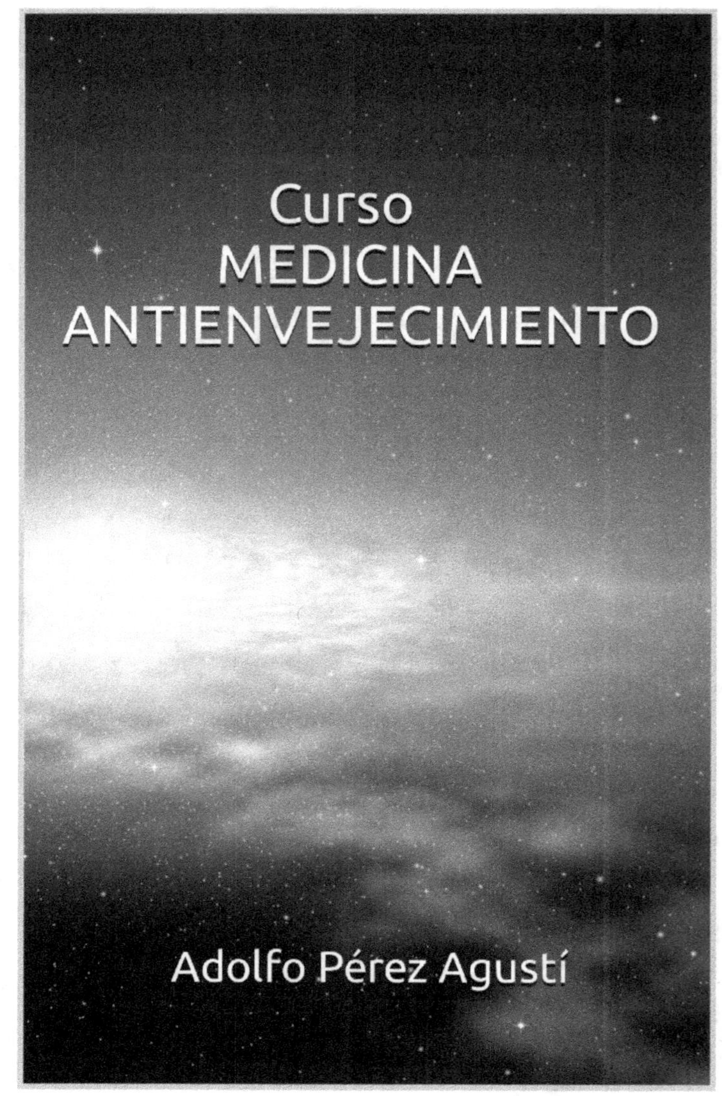

Curso
MEDICINA
ANTIENVEJECIMIENTO
Adolfo Pérez Agustí

NUTRICIÓN DEPORTIVA

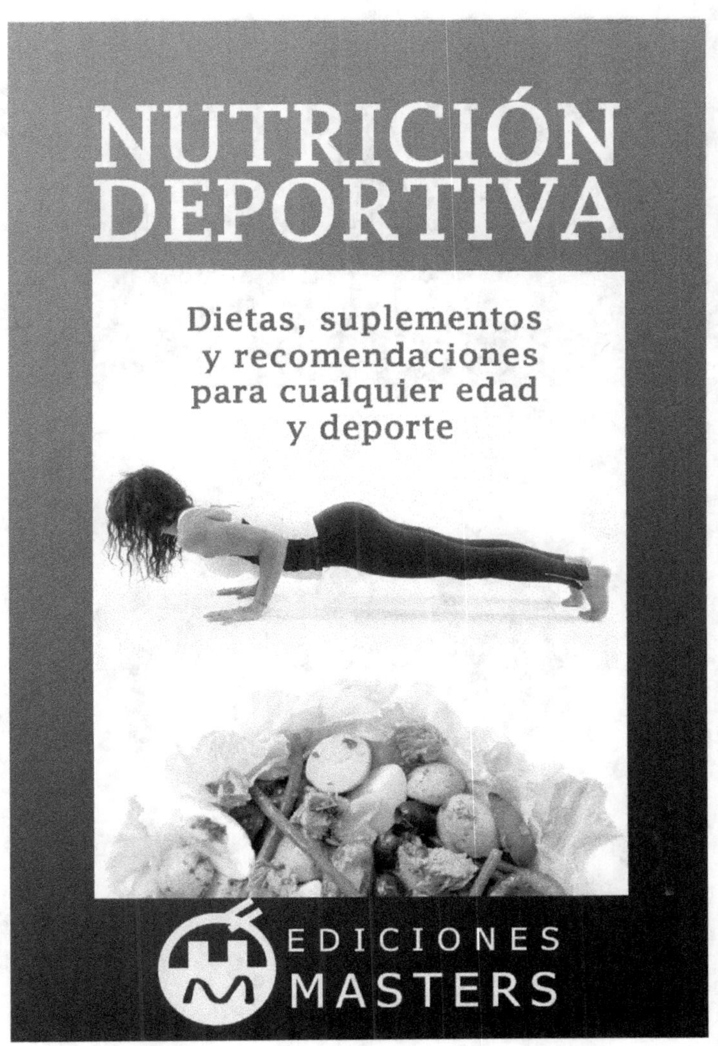

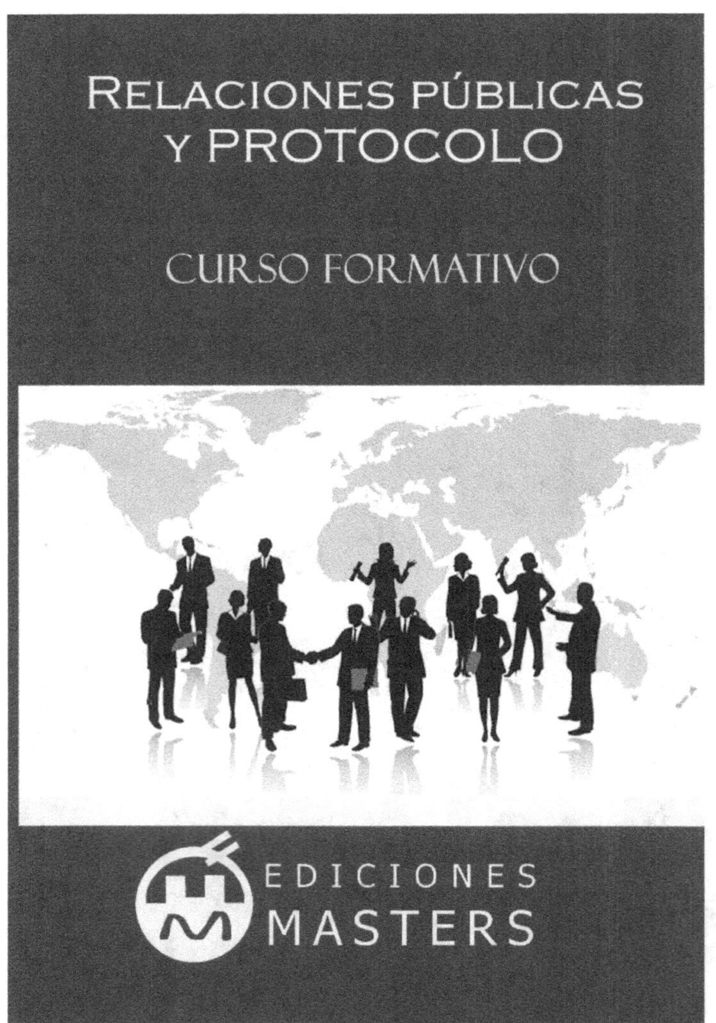

RELACIONES PÚBLICAS Y PROTOCOLO
CURSO FORMATIVO
EDICIONES MASTERS